すべては股関節から変わる

1日1分
運命を変える奇跡の整体

カイロプラクティック・整体師／美容家
整体エステ「ガイア」主宰
南 雅子

プロローグ
12万人を整えてわかった、股関節のすごさ

みなさん、「**股関節**《こかんせつ》」って知っていますか？

え、もちろん知っている？

年をとったら痛くなるところ？　歩きすぎたら痛むところ？　開脚するのにやわらかくなきゃいけないところ？

みなさんのイメージは、こんなところかもしれません。たしかに股関節について考えてみることって、日常ではほとんどありませんよね？

でもじつは、**股関節は、からだのなかで一番といっていいほど重要**な部分なんです。しかも**股関節があるから、人間はいまのこの形をしているともいえる**のです。これは後程ご説明しますね。

股関節って、そもそもどこにあるかご存じですか？

人間のからだを、つなぎ目でわけて考えてみましょう。

子どもが粘土で人形をつくるイメージです。

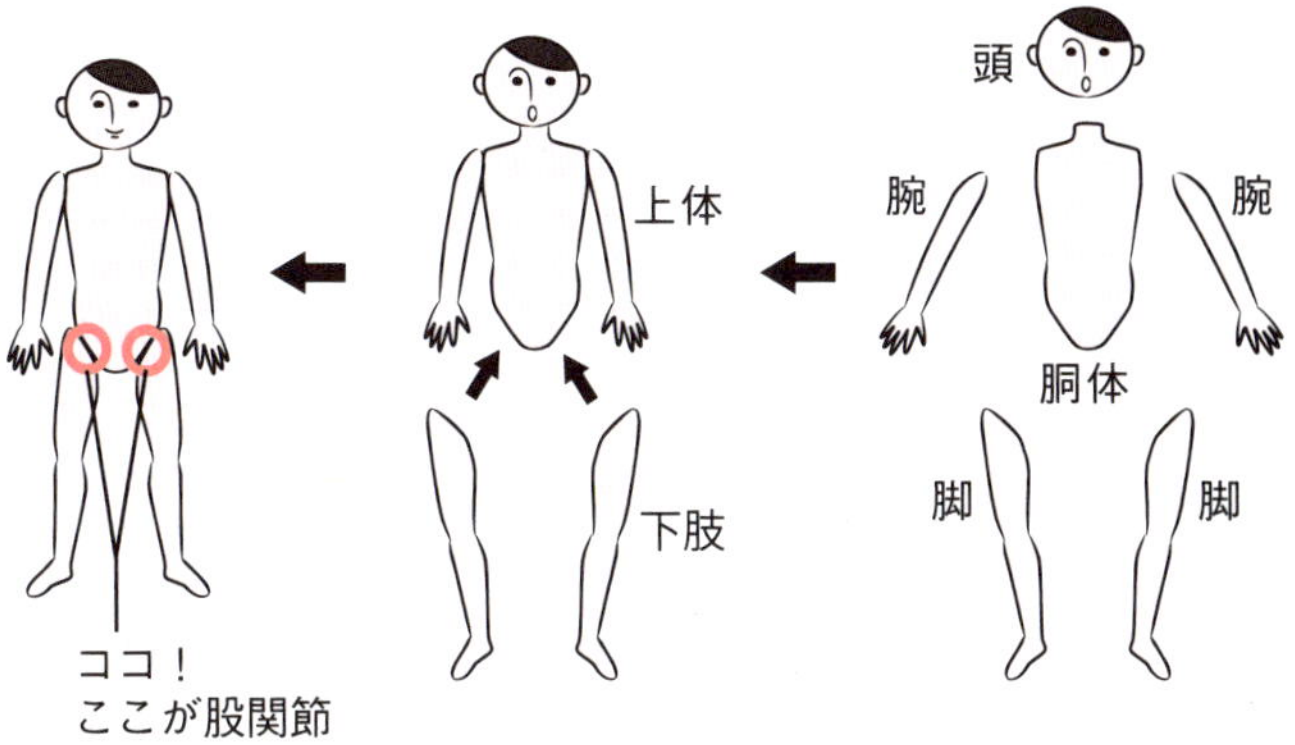

すると、頭と胴体、そして、腕と脚のパーツになりますね。

次に、パーツをつなげて、からだをつくっていきましょう。

頭と胴体をくっつけたら、次は腕を胴体に、そして脚も……。

はい、ここでストップ。

頭と胴体、そして腕のついた**上半身を下半身につなげるところ**、ここが股関節なのです。

頭と上半身を支え、脚とつなぐキーポイントが股関節です。

だから、立つのにも、座るのにも、しゃがむのにも、脚を上げるのにも、上半身をひねるのにも、股関節が重要なのです。

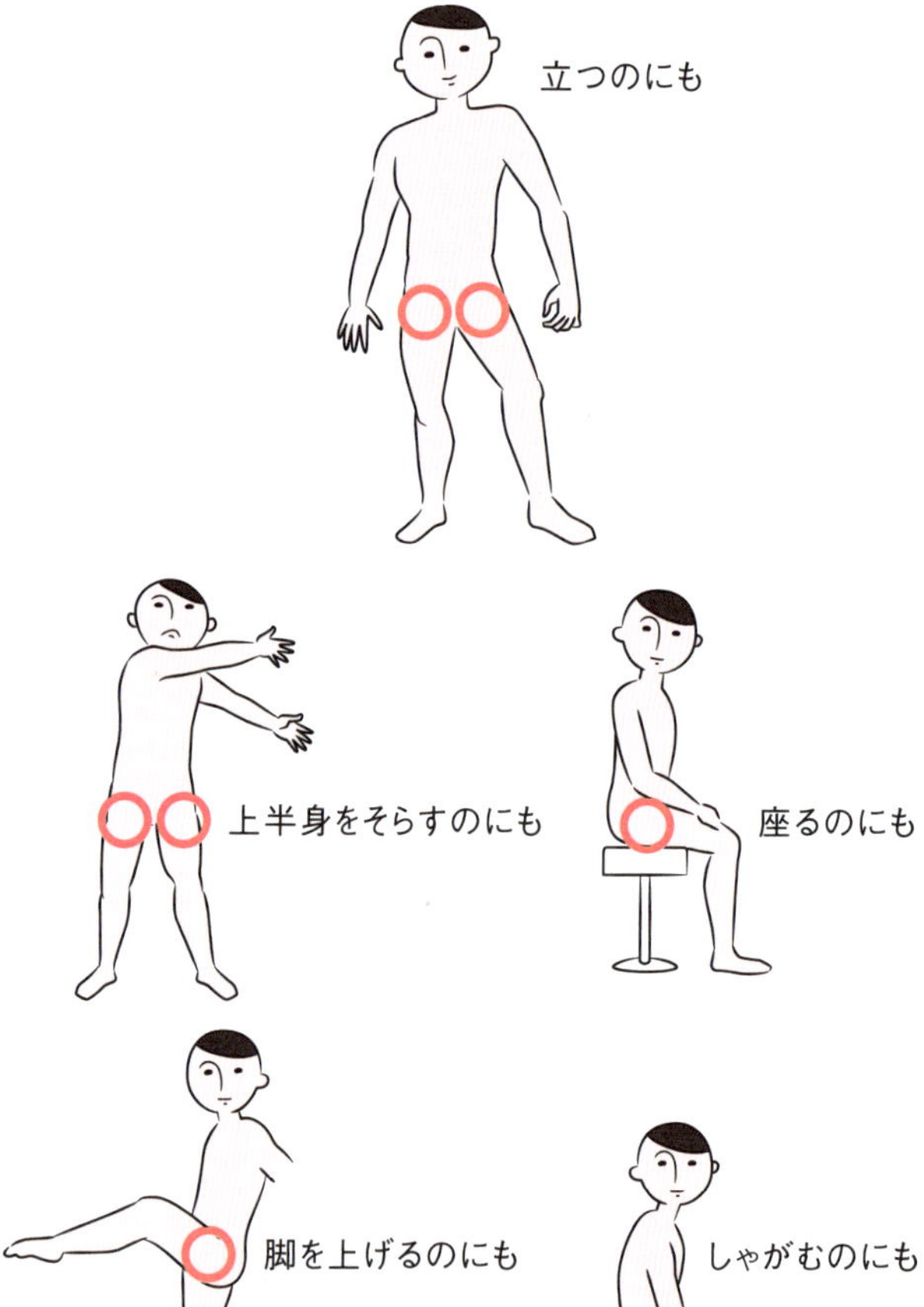
立つのにも
上半身をそらすのにも
座るのにも
脚を上げるのにも
しゃがむのにも

股関節は、からだを動かす要となっているだけではありません。

じつは股関節は、**全身の血流・リンパの流れや、神経やホルモン、そして内臓の働きにも、密接に関わっている**のです。


わたしは、45年以上、美容家として、髪、肌、からだと関わってきました。

まだ骨盤《こつばん》などが注目されていなかった時代から、カイロと整体を美容にとり入れ、さまざまな研究を重ねながら、多くの人のからだづくりのお手伝いをしてきました。

そのなかで気づいたのが、**美しさはもちろん、からだの健康まで、なんらかの悩みを抱えている人のほとんどが、股関節がズレたりゆがんだりして、不調を招いている**ということです。

股関節を整えたら、

「パンパンだった脚のむくみが、その場で消えた」

「2ヵ月で9キロやせた」

「57歳なのにバストアップして、ブラが必要なくなった」

「ウエストが85センチから66センチに！」

「O脚がなおった！」

のように、**スタイルが改善したり、**

「みんなから顔が小さくなったといわれる」

「シミが薄くなって、肌がツヤツヤ」

「便秘がなおった！」

「生理痛がなくなった！」

などと、**美容面でも大きな効果を出す人が続出**したのです。

それに加えて不思議なことに、

「坐骨神経痛《ざこつしんけいつう》の痛みがなくなった！」

「慢性的な頭痛が、いつの間にかなおった」

「耳鳴りが消えた」

「長年の肩こり・腰痛がなくなった」

など、**「悩んでいた、からだのつらい症状が解消した」**という人も。

なかには、

「扁平足《へんぺいそく》がなおってヒールがはけるようになった」

「うつ病がなおって働けるようになった」

という人もいらっしゃいました。

さらには、

「30歳も年下の男性からプロポーズされた」

「夫がやさしくなった」

「職場でみんなから好かれるようになった」

など、**性格が変わった**という人まで。


股関節は、手首やひじ、ひざの関節などとは、ちょっと違います。

決まった方向に曲がるだけでなく、前後左右、そしてくるくるまわしたりと自由に動くことができます。

なぜなら、股関節は球関節《きゅうかんせつ》といって、片方の骨が丸く盛り上がり、その先をくぼんだ骨が受け止める形になっているからです。

股関節は球関節

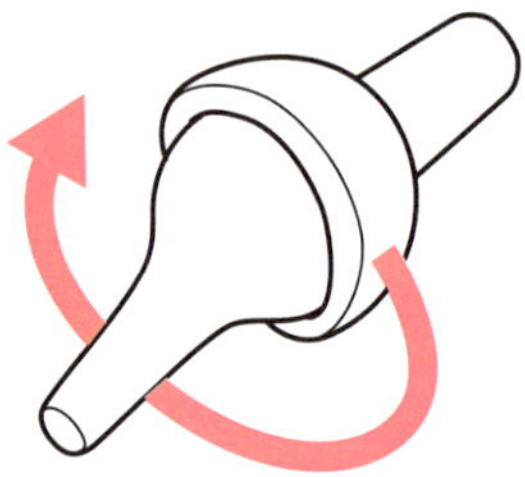

でも、さまざまな動きができるかわりに、ズレやすいのが股関節です。

また、股関節は、成人で5キロともいわれる頭に加え、内臓がつまった、大切な上半身の重みをつねに支えています。

起きているあいだ中、負担がかかるため、ゆがみの原因になるのです。

ですが、**ゆがみやすいということは、元に戻しやすいということ。**

股関節を整えるのは難しくありません。

股関節を整えるために、誰かの手や器具などの力を借りる必要はないのです。

本書でご紹介する、**1分でできるストレッチや体操で、かんたんに、自分で、お金をかけずに、からだは変わります。**

そしてからだが変わったら、運命までも変わったという人をたくさん見てきました。

わたしは、「なまけもの」になったり、「がんばり屋」になったりするのは、生まれもった性格によるものだと思っていました。

ところが、人体を学び、たくさんの人との出会いによりわかったのは、**股関節のズレが原因で疲れやすい体質になっている人が多い**という事実です。

だから、**股関節を正しく整えれば、性格も明るくなり、元気で活動的になれる**ということを、たくさんのかたに知ってもらいたいのです。

誰でも、何歳からでも、今日からすぐに始めることができます。

「そんなに、ラクで効果的なストレッチがあるの？」

と思ったあなたから、ぜひ始めてみてください。

その驚きの効果に「1分といわずに、もっと」続けたくなるはずです。

さあ、股関節を整えて、健やかで楽しい毎日を送ってみませんか?

南　雅子

2章

そもそも股関節とは？……67

——知るだけでからだもこころも力がみなぎる

3章

4章

股関節体操でからだはどう変わる？　……159

——悩み別ストレッチ組み合わせ法

5章

1章

その悩み、もしかしたら股関節が原因かも？

――なぜ股関節が大切か解説します

あなたの股関節はどうなっている？

健康で美しく、イキイキとあり続けるために大切な股関節。

股関節は、**あなたのからだを「よい状態に保とう」と、からだの「内側」でがんばっている関節**です。

そのため、

「なんだか今日は目が赤い」

「肌がガサガサしている」

など、目や肌のように、外側からは「どんな状態か」確認することは難しい。

でも、「からだにとって、そんなに重要なパーツなら、どんな状態なのか知りたい！」

と思いませんか。

じつは、とってもかんたんに知ることができる方法があるのです。

まずはその場で立って、片脚立ちをしてみてください。

片脚立ち

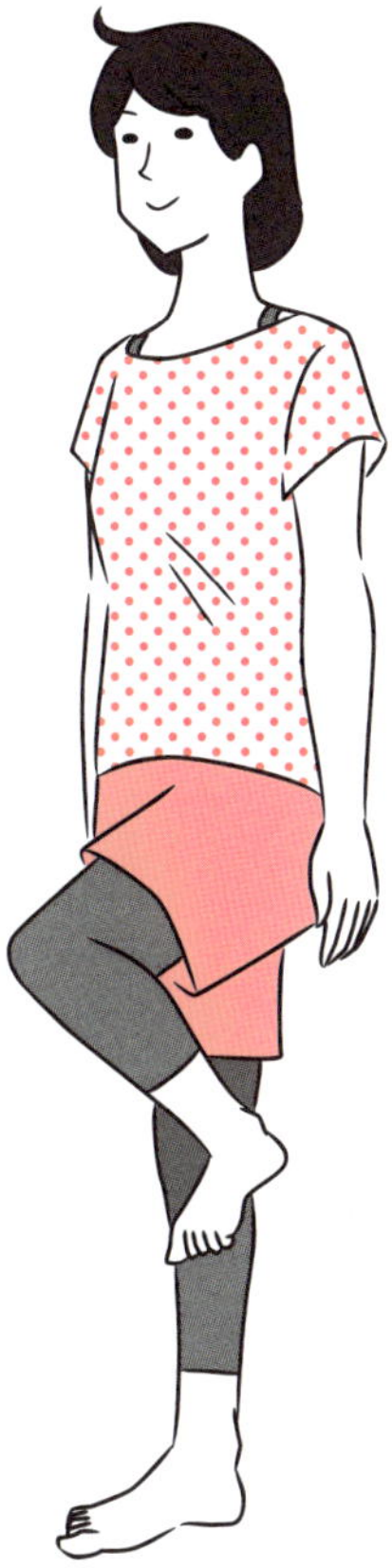

手は自然に下ろし、片ひざを曲げ、軸脚のひざ横にピタっとつけて立ちます

どうですか？　からだがグラつきませんか？
グラつくかたは、もれなく股関節がズレています。
左右差はいかがでしょう？　**右脚立ちのほうがグラつくという人は右の股関節、左**

脚立ちのほうがグラつくという人は左の股関節のほうがよりズレているということです。

さらにもっと詳しくチェックしてみましょう。

わたしがいつも「50歩チェック」と呼んでいる方法です。こちらもかんたんですから、ぜひ試してみてください。

①ぶつかることがないように、周囲に家具などがない、部屋の真ん中に立ちます。

②目を閉じて、その場で50歩の足踏みをします。

このとき、スタートした位置がわかるよう、しるしをつけておきましょう。

③目をつぶったまま、「1、2、3、4、5」と、数えながらリズムよく行います。

50歩終わったら目を開けて、自分の位置を確認しましょう。

スタート地点からどのくらい離れた場所にいるかで、あなたの股関節が、いまどんな状態なのかが「ピタリ！」とわかります。

（詳しくは2章の終わりでご紹介します）

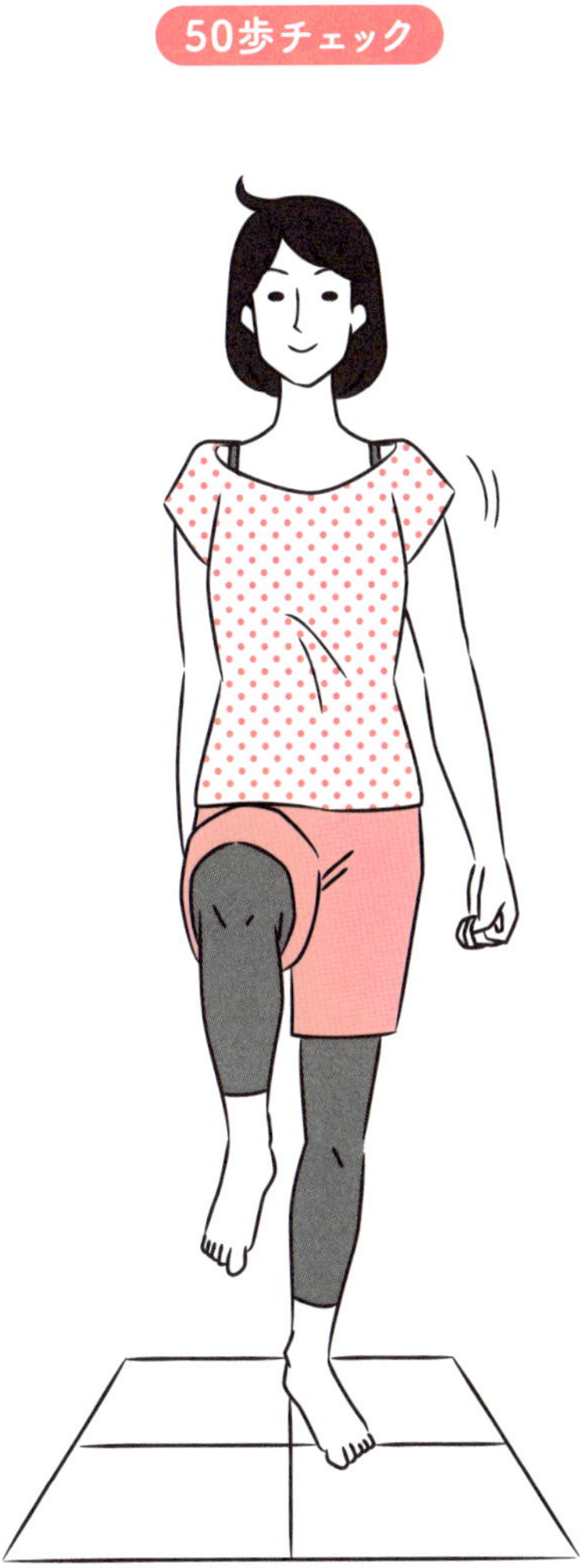

ほとんどの人は、目を開けたあと、自分の立っている位置に衝撃を受けるはずです。足踏みしただけなのに、「まさか、こんなに動いてしまっている！」とは、考えてもみなかったことでしょう。

スタートした位置からズレているということは、脚のつけ根である股関節がゆがんでいるということ。

そして、股関節がほんらいの位置にないということは、連携しているからだ全体がゆがんでいることを意味します。

「からだがゆがむくらい、たいしたことないんじゃない？」

と、あなたは思うかもしれません。

でも、からだが「あるべき位置」からズレてしまうと、ほんらい持つ機能がスムーズに働かなくなるのです。

そして、からだの不調や衰えを招いてしまうのです。

さらに、からだのゆがみは「立つ」「座る」「歩く」といった、毎日行う基本的な動きにも影響を及ぼします。

つまり、たった50歩歩いただけで、スタート地点から大幅にズレていたように、**日常の動作を狂わせて、体調を乱し、体型を崩れさせてしまう**のです！

股関節がズレたら、からだの位置がズレる！

❶正しい

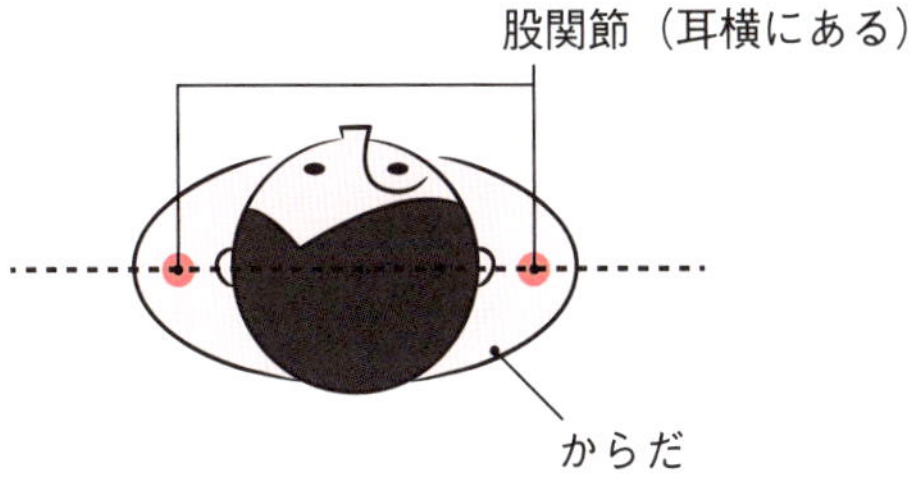

❷後ろにズレている

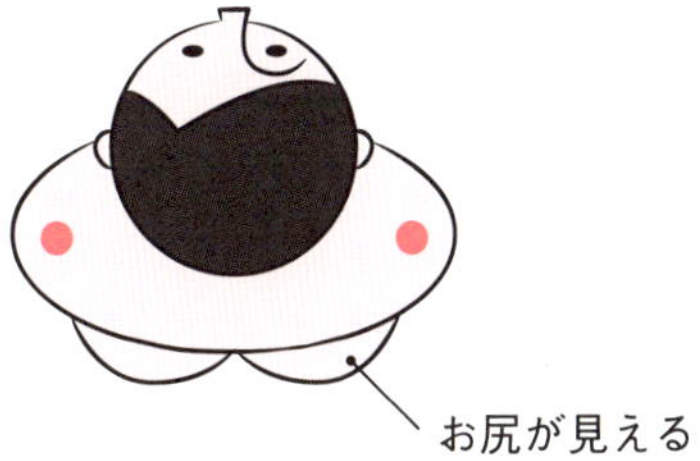

❸前にズレている

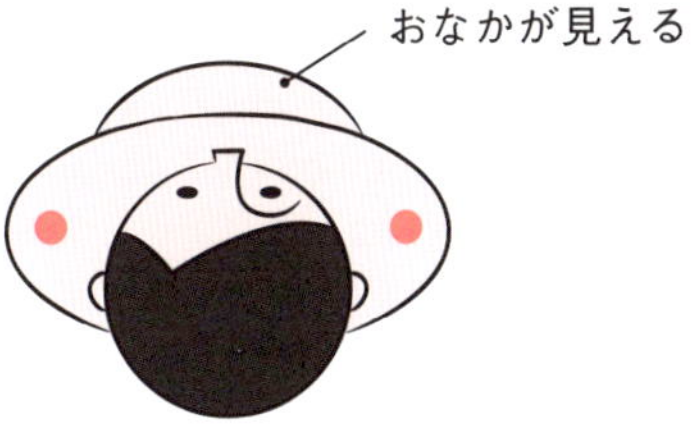

だから股関節で健康になる！　美しくなる！

健康で若々しく、そして美しくあるために、なにをしているかたずねたら、「やっぱり、運動が大切だからウォーキングしている」「食べすぎないように、食事に気をつかっている」というかた、多いですよね。

運動も食事も、もちろん大切だと思います。ですが、わたしたちが元気でイキイキと過ごすためには、関節、とくに股関節が非常に重要だということを知ってもらいたいのです。

人間のからだは、約２００個の骨が連携して骨格を形成しています。骨格は、からだ全体を支え、正しく機能するように導いてくれる、いわば、家の柱のようなもの。

股関節はからだの要

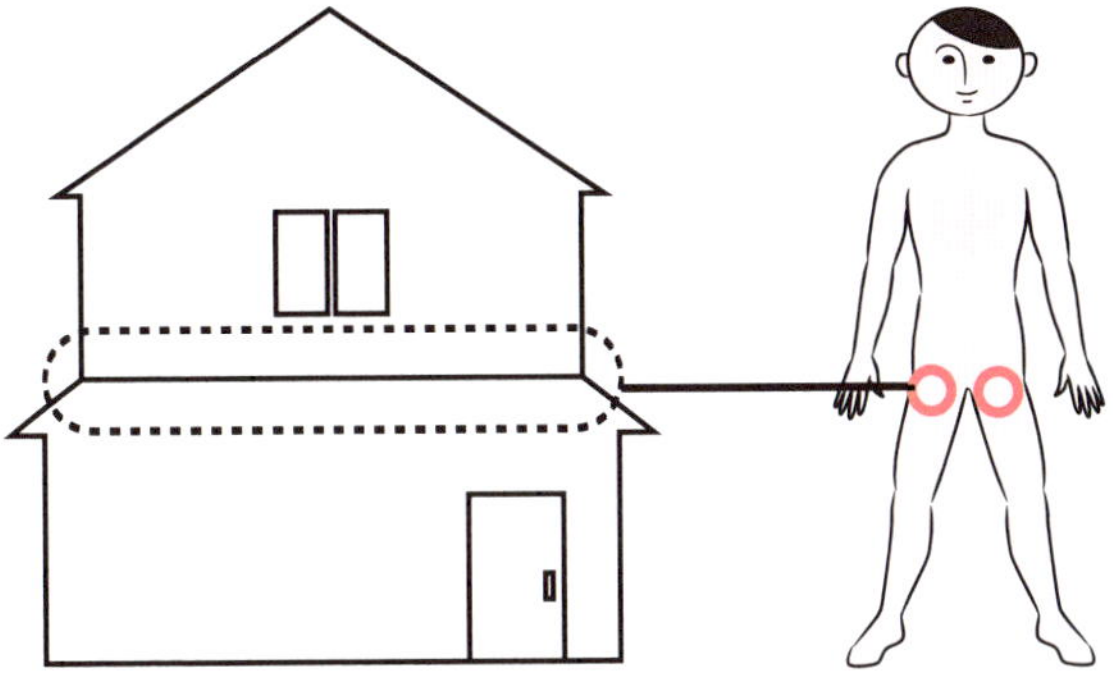

柱がズレたりゆがんだりしても、すぐにトラブルになるわけではないかもしれません。しかし、柱に問題があると、確実に建物全体に影響を及ぼします。

柱がゆがめば、窓が閉まりにくくなったり、雨漏《あまも》りしたりするでしょう。そしてそのうち、そうした小さなトラブルだけでなく、構造自体に問題が起こり、ちょっとした地震があっただけでも、崩れてしまう可能性だってないとはいえないのです。

2階建ての家を思い浮かべてみてください。**股関節は、いわば、1階と2階の柱をつなぐポイント**です。

股関節がゆがんでしまったら、たちまち家は崩れ落ちてしまいます。

上半身と下半身をつなぎ、全身のバランスをとる股関節は、「からだ」という建物が健全であるために、とてもとても重要な関節なのです。

股関節は、からだの中心に位置するため、全身の血液やリンパの流れ、神経の伝達にも大きく関わっています。

さらに、**骨格に連動する筋肉や内臓の働き、そして、からだの働きを調整するホルモンの分泌にまで、大きな影響を及ぼす**のです。

もしかしたら、**あなたが悩むその症状は、股関節が正しくないため、起こっているのかも**しれません。

逆に、股関節を整えたら、からだはみるみるよみがえり、悩みも消えてしまうかもしれません。

この章では、あなたの悩みが股関節とどう関わっているか、そして股関節がその悩みを解決するヒントになるのはなぜか、ご説明していきます。

やせないのは股関節のズレが原因

「ダイエットしているつもりなのに、全然やせない」

「がんばってウォーキングしても、体重が減らない……」

そんな人は、股関節がズレているのかもしれません。


なぜ脂肪がつくのか。それには、恐ろしいスパイラルの原理があります。

股関節がズレると、股関節近くのそけい部などの血流やリンパの流れが阻害され、代謝の悪いからだになります。

また、**股関節がズレると、骨格がゆがむため、からだは「これ以上、ゆがみがひどくならないように！」と、筋肉を硬くして防御体制に**入ります。

硬くなった筋肉は、血管やリンパ管をギュウギュウと圧迫するため、血液やリンパの流れがさらに滞《とどこお》りがちに。

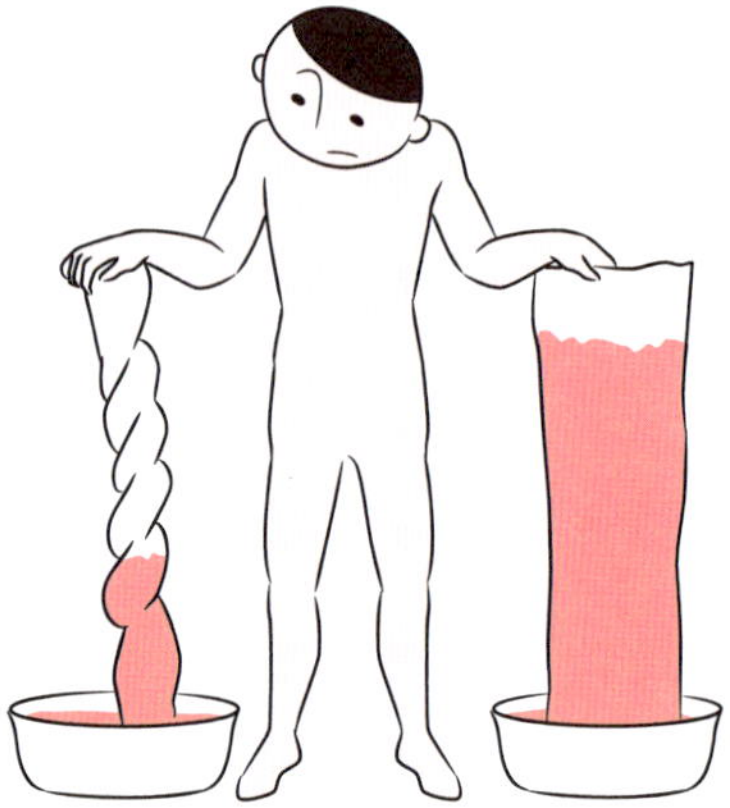
そのままのタオルには浸透
ねじれたタオルにはしみ込まない

そして、硬くなって動きが悪くなった筋肉には、たっぷりと脂肪がたまっていくのです。

わたしはよく、こうして骨格がゆがみ、筋肉がこり固まった状態を、「ねじれたタオル」の例でご説明します。

タオルをそのまま水に浸すのと、固くねじってから水に浸すのと、どちらが水の浸透がよいと思いますか？

なにもしていないタオルは、すぐに水が浸透しますが、ねじれたタオルは時間がかかります。

これと同じことが、からだで起こっていると考えればわかりやすいでしょう。

さらに恐ろしいのは、**このねじれやゆがみに**

よって、筋肉のなかにセルライトが増えやすくなることです。

みなさんは、セルライトはすべて、肉の脂身のように筋肉の上に乗っかっているものと思いがちです。しかしじつは、セルライトは霜降り肉の脂肪のように、筋肉のなかにもたまります。そして、太ってしまうのです。

すると、骨と骨をつなぐ関節まわりが硬くなり、血流・リンパの流れがさらに悪くなって、セルライトもより肥大化してしまうのです。

これが世にも恐ろしい太るスパイラル現象です。

下半身太りはダメ股関節の典型です

じつは上半身に比べて下半身が太いという人は、股関節の位置がズレています。

「食事制限をしてやせたら、バストがしぼんでしまった」

「なにをやっても、下半身がやせない……」

など、せっかくダイエットをしても、お尻や脚がやせないという悩みを抱えているかたも多いですよね。

このような下半身太りの悩みには、股関節が大きく関わっているのです。

わたしたちのからだには、**重力に逆らって骨格を正しい位置に維持し、内臓を支える“抗重力筋《こうじゅうりょくきん》”と総称される筋肉**が備わっています。

抗重力筋はおもに、下半身のひざ裏や太もも裏、足の裏などにあり、上半身は脚の前面のつけ根からおなか、胸や首、頭にもあります。

正しい姿勢で、こうした抗重力筋をきちんと使っていれば、関節も正しく働き、筋肉そのものを柔軟でしなやかな状態に保つことができます。

ところが、**股関節がゆがみ、姿勢が悪くなると、脚裏やおなかまわりの抗重力筋をうまく使うことができず、全身の関節がつまり筋肉がこわばってしまう**のです。

とくに、下半身太りで悩む人は、股関節がズレて前かがみになり、ひざが曲がった姿勢になります。

試しにひざを曲げて前かがみになってみてください。太ももの前側に力が入ることがわかりますね?

そうです。前かがみでねこ背になると、不必要な力が太ももの前に加わり、太ももが太く硬くなってしまうのです。

さらに前かがみになると、下っ腹がたるむことに気がつきませんか?

これが、下腹から脚までの下半身がやせない原因のひとつです。

前かがみになると下半身が太る

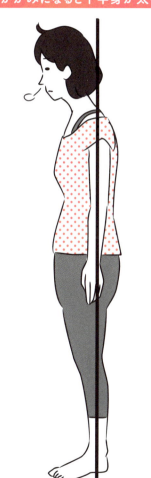

でももうこの本を手にとっていただいたからには、大丈夫。

下半身やせは、じつはわたしがもっとも得意とするところです。**股関節を整えたら、すぐに効果が**出ます。じっさい、**たった1回でウエストや太ももが2センチ細くなる**こともざらなのです。楽しみにしていてくださいね。

ねこ背の理由は股関節にあり

よい姿勢でいようとしても、気を抜くとすぐにねこ背に逆戻り。

ついつい、背中が丸まってしまうので「どうせ、姿勢が悪いから……」と、あきらめてしまう人は少なくありません。

一生懸命、**背筋を伸ばそうとしてもねこ背がなおらないのは、正しい姿勢を維持する方法を知らないから**です。

みなさんは、姿勢を正そうとするとき、肩や腕や背中をどうにかしようとしていま

股関節とは?

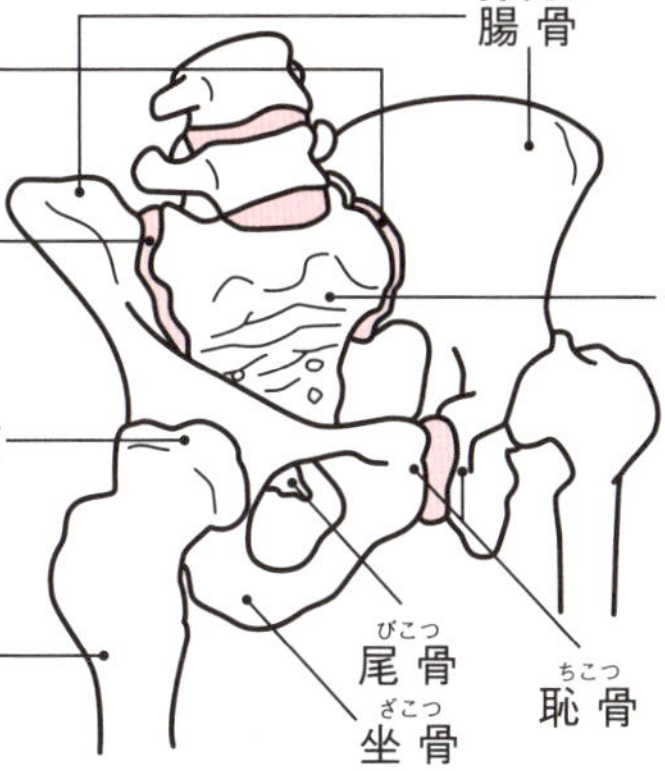

せんか?

しかし、その方法では、長時間姿勢をキープすることはできません。

じつは、逆なのです。

姿勢をキープするためにまず意識すべきなのは、下半身なのです。

下半身を整えてから上半身を整えれば、長時間姿勢は正しいままでいられます。しかもこちらのほうが楽なのです。

下半身を整えるための根本は、なんといっても股関節です。

股関節が整っていれば、脚は上半身の重みをバランスよく受け止め、姿勢を正しい位置に保つことができます。

股関節は、骨盤を支える大きな関節です。そのため、**股関節がズレると、骨盤もゆがんでしまいます。**

骨盤が前に傾くと、腰から背中のSカーブが深くなります。ひざが曲がって、太ももが太くなり、お尻が出て、背中が丸くなってねこ背になります（ねこ背①）。

また、反対に、骨盤が後ろに傾いても、ねこ背になります。

骨盤が後傾すると、ひざが曲がり上半身が後ろに傾きます。すると、後ろに反りすぎないよう、反動で背中の上の部分と肩が丸くなるのです（ねこ背②）。

どちらもひざが曲がり、頭が下がって、「前首《まえくび》・前肩《まえかた》」のねこ背体型になります。

こうしてねこ背ができあがるのです。

ねこ背でいると、「だらしない」「みすぼらしい」「仕事ができなそう」「自信がなさそう」「声をかけにくい」など、マイナスの印象を与えます。

また、見た目だけではありません。姿勢が悪いと、疲れやすくなります。

なぜなら、ねこ背だと、重力に対してバランスよく立ち続けるために、必要以上に筋肉を酷使するからです。

股関節がズレると骨盤が傾く

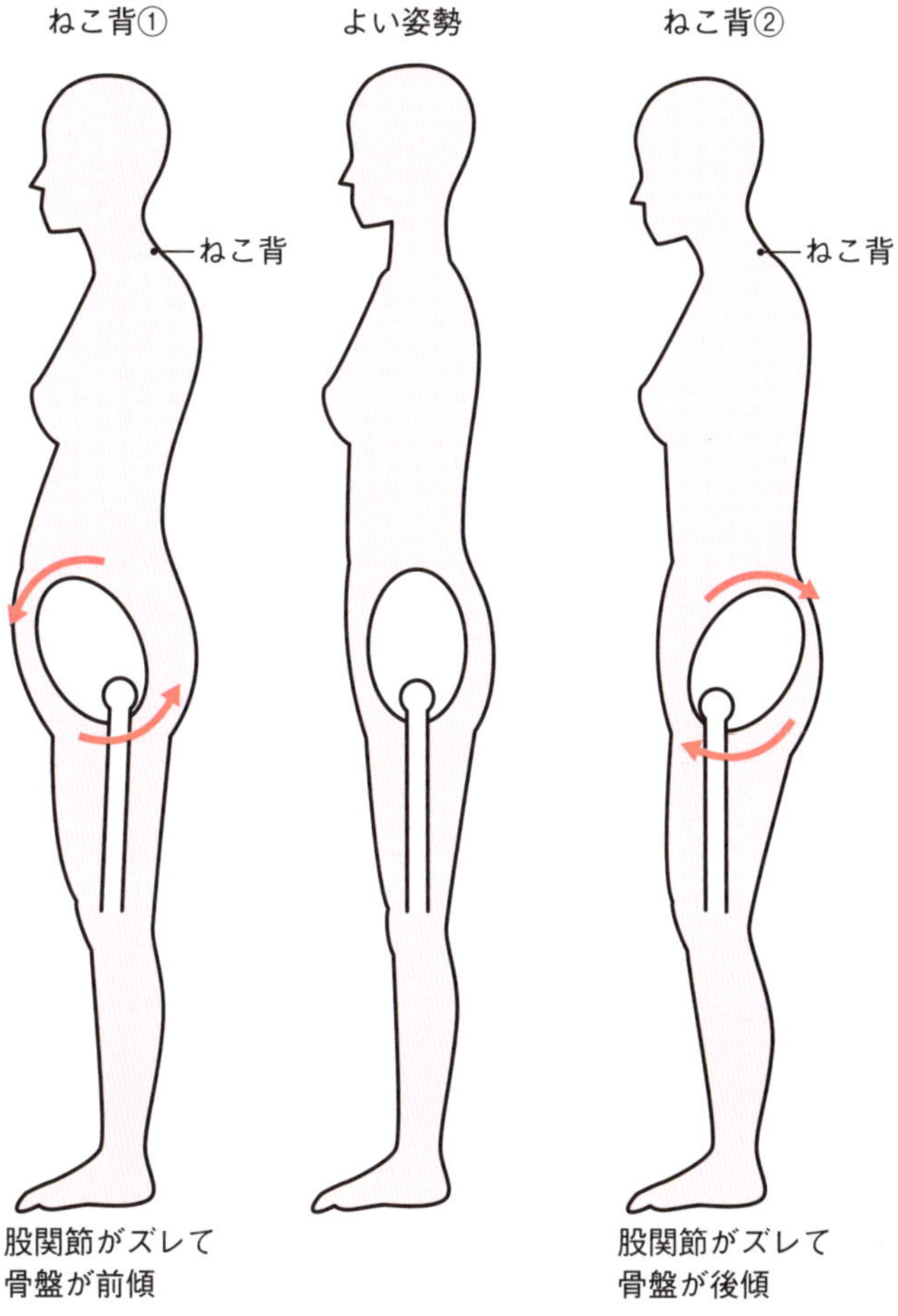

さらに、疲れやすいからだでは、ものごとに集中するのも難しくなるでしょう。

無理によい姿勢をつくっても長続きしません。

すっと伸びた背筋でエネルギーにあふれ、まわりによい印象を与えるためには、股関節が正しくなければならないのです。

さあ、原因がわかったら即実践。股関節体操で、すらっとした姿勢づくりをしてみませんか?

肩こりの人は必ず股関節が硬い

病気やケガなどの症状があるかどうか、厚生労働省が調査した結果、女性ではダントツの一番、男性でも二番目に多くの人が「肩こり」を感じていると答えたそうです。

もしかしたら、あなたは、

「肩と股関節って、位置が離れているけど、関係あるの?」

と思うかもしれません。

でも、**肩こりと股関節は、大いに関係がある**のです。

まず、ここで、肩こりの原因についてご説明しましょう。

肩こりは、首の後ろから肩にかけて広がる僧帽筋《そうぼうきん》、首から肩甲骨《けんこうこつ》につながる肩甲挙《けんこうきょ》筋《きん》、そして肩甲骨を真ん中に寄せる菱形筋《りょうけいきん》などの筋肉がこわばることで起こります。

こうした筋肉は、5キロほどあるといわれる重たい頭を支える、首の骨「頸椎《けいつい》」をサポートしています。頸椎とは背骨の一部であり、背骨上部にある骨のことです。

ところが、背骨が曲がり、頭がどんどん前に傾いてしまうと、「それ以上、前傾しないよう」筋肉ががんばらなければなりません。

そこで、**筋肉を硬くして、頭を引き止めようとするため、筋肉のこり＝肩こりになる**のです。

ちなみに、人間の頭は、後ろよりも前に傾きやすい構造になっています。

なぜなら、ひざや腰などの関節のつくりにより、からだ自体が前には傾いても、後ろには傾かないようになっているからです。

重たい内臓が、からだの前半分にあることも関係しているでしょう。

また、もし後ろに倒れたら、頭を打った場合、脳にダメージが直撃します。

電車のなかで、椅子に座ってうとうとすると、頭は前に「ガックン」となりますが、めったに後ろにはなりませんよね。

脳を守るためにも、なかなか後ろには傾かないようになっているのです。

そして、そんな前に倒れやすい頭を、もっと前に傾けてしまうのが、股関節のゆがみなのです。

股関節は頭を支える首の骨、頸椎《けいつい》をふくむ背骨の土台です。

砂浜でパラソルを立てるとき、しっかりと奥深く砂に突きささないと、すぐに風で傾いたり曲がったりしてしまいます。

背骨も同様に、根本である股関節がゆがんでいると、頭の重みでどんどん前に傾いてしまうのです。

股関節が硬くなると内臓が下がる

股関節の働きが弱って硬くなり、姿勢が悪くなると、わたしたちの生命を維持するためにがんばって働く、内臓にまで悪影響が及びます。

なぜなら、**股関節がズレてねこ背になると、内臓がどんどん下がってしまう**からです。

からだが前かがみになると、肺や胃や腸が上から圧迫されます。

そのうえ、姿勢が悪いと、内臓を正しい位置に維持する腹直筋《ふくちょくきん》などの抗重力筋も衰えます。そうして、胃腸はどんどん下に落ちていってしまうのです。

胃腸が正しい位置にないと、消化や吸収という、ほんらいの働きが衰えます。

胃もたれや膨満感《ぼうまんかん》、便秘や下痢などばかりでなく、栄養が吸収できずに疲れやすくなる、免疫力が落ちて風邪をひきやすい、アレルギーになりやすいなどの症状も出てくるでしょう。

また、前かがみになると、肺が圧迫されて狭くなり、とり込む空気の量が少なくなって、からだが酸素不足になる可能性も高くなります。

押されて下がるのは、肺や胃腸だけではありません。

女性の場合、子宮や卵巣も下垂してしまう原因に。

子宮や卵巣が圧迫されて下がると、生理不順や生理痛などにもなりやすくなります。

また、女性ホルモンをつくる卵巣の働きが鈍くなる可能性もあります。


内臓がおなかまで下がってくると、見た目にも影響が及びます。

上からどんどん内臓が落ち込んで、おなかがポッコリ出てくるのです。

それほど太っていないのに、下っ腹だけがポッコリ出ている。

そんなときは、股関節がゆがんで、姿勢が悪くなり、内臓が下がっているのかもしれません。いますぐ股関節体操で対処しましょう！

ゆがんだ股関節が神経を圧迫していた女性

股関節がズレて、骨盤と連携する背骨がゆがむと、胃や腸などの内臓が下がるだけではありません。さらにたくさんの臓器の働きまで衰えさせてしまうのです。

なぜ、股関節と内臓が関係しているのか、かんたんにご説明しましょう。

わたしたちの背骨のまわりには、脳からつながる神経が通り、内臓の働きをコントロールしています。

ところが、背骨が曲がるとこの神経が圧迫され、神経の伝達が滞ります。

そして、**背骨のゆがみがある部位によって、いろいろな内臓に悪影響を及ぼす**のです。

あるとき、わたしのサロンに「耳がただれて、痛かゆくて眠れない」と相談に来られた女性がいました。しかし、わたしのサロンは医療機関ではないので、「姿勢をよくし、ボディを整えるだけですから」と、お断りしました。

「それでもいいから、施術を受けたい」と希望されたので通ってもらうと、わずか数回で、その耳のただれは跡形もなく消えてしまったのです。

股関節を整えると、背骨のゆがみがとれます。そして、首のねじれや頸椎づまりによる神経圧迫がなくなったのが理由と思われます。

このとき、わたしは**「姿勢とからだの不調は大いに関係している」**と確信したのです。

股関節は血流の最大の難所

上半身の重みを支えながら、下半身とのバランスをとる。

そして、**脚をいろいろな方向に動かし、動作の中心となるという、複雑な機能を担っているのが股関節**です。

そのため、股関節まわりには、細かい筋肉が複雑に入り組んでいます。ですから、**ちょっとズレるだけで、筋肉もねじれて渋滞を起こし、血液やリンパなどの体液がつまりやすい**のです。

でもそれは、逆にいえば、**股関節を整えさえすれば、一番渋滞しやすい場所がスムーズに流れる**ということ。そして、全身の循環がぐんぐん巡るようになるのです。

よく「足は第二の心臓」で、血流を心臓に押し戻す、ポンプの役割をしているといわれています。

からだの末端にあり、足先まで届いた血流を、重力に逆らって持ち上げるわけですから、もちろんこれは正しい表現です。

血液の折り返し地点である足の指、そして足全体をよく動かすことで、ポンプのように、血液をしっかり送り返すことができるのです。

でも、せっかく一生懸命、歩いたり、階段の上り下りをしたりしても、もし、股関節がつまっていたら、どうなるでしょう。

太ももまで戻った血液が、そこで行く手を阻《はば》まれたら、全身の血流に影響します。

わたしは、股関節のゆがみを解消し、きちんと動かして歩くことで、足という第二のポンプが、最大限、効果的に働くと考えます。

足は、たしかに血流を促すポンプですが、**全身の血流を促す、最大のポイントが股関節**なのです。

股関節体操ならたった1回でからだぽかぽか

日本人の血液の温度は約37〜38度で、全身をくまなく流れることで体温を維持しています。つまり、血液がよどみなく流れればからだは温まり、流れが滞るとからだは冷えてしまうのです。

じつは股関節体操を教えると、みなさん必ず「からだがぽかぽかしてきた！」とおっしゃいます。

すぐに**からだがぽかぽかしてくるのは、こわばっていた股関節がほぐれることで、つまっていた血液がどっと全身に流れるようになるから**です。

全身に張り巡らされた血管は、どこか１ヵ所が滞っても、からだ全体に影響を及ぼします。

たとえていえば、血管は、長いホースを使って、庭に水撒きをしているようなもの。どこかが引っかかっていたり、踏み潰されていたりしたら、水の出が悪くなります。

血管も、姿勢やからだのクセなどでつまりやすいところがあると、全身の血行が衰えます。

そしてもし、全身の血流を促す、最大のポイントである股関節まわりがこわばってしまったら、からだ中の血液の流れが悪くなってしまうのです。

また、**股関節は、血液だけでなくリンパの流れも左右する重要な場所**です。

股関節が整うと、リンパもどんどんスムーズに流れるようになります。

すると、からだにたまっていたよぶんな水分や老廃物《ろうはいぶつ》が排泄《はいせつ》されやすくなります。

わたしのサロンに、30代のエステティシャンの女性が来店されました。

この女性は、仕事柄立ちっぱなしでいるため、慢性的な脚の疲れやむくみ、冷えに悩んでいました。

毎晩、マッサージを行っていましたが、だるさを完全に解消することはできなかったといいます。

ところが、わずか1回の股関節体操で、足先がぽかぽかとしたため「これだ!」と感じ、夜寝る前や仕事の休憩時間などに続けるようにしたところ、**脚のむくみやだるさ、冷えがすっかり解消し、1ヵ月で太ももが5センチも細くなった**のです。

脚のむくみ・冷えなおしなら股関節におまかせ

足先の冷えやむくみ、そして、静脈がふくらんで浮き出る静脈瘤《じょうみゃくりゅう》など、脚のトラブルに悩む女性は本当に多くいます。

また、最近では男性も「冷え」を感じている人が多く、ある調査では4割以上の男性が、自分を冷え性だと考えているそうです。

脚のトラブル、そして冷えの大きな原因のひとつが、股関節です。

脚のつけ根である股関節がズレていると、骨や筋肉もズレます。するとわたしたちのからだは、筋肉を硬く発達させ、ゆがみに歯止めをかけようとするのです。

その状態になると、心臓から勢いよく送り出された血液も、まず、股関節まわりでつまり、硬くなった筋肉に阻まれて、足先の毛細血管まで届きにくくなります。

そして、冷えが生じるのです。

股関節がゆがむと、骨や筋肉もゆがみますから、脚がゆがんでねじれている状態になります。つまり「タオルをきつくしぼった状態」になっている脚では、**血液やリンパが下がるのも上がるのも、とても時間が**かかります。

じつは、静脈には、逆流を防止して、スムーズに血液を送ることができるように、ところどころに血管に「弁」がついています。

そして、あまりにも血液が静脈に停滞すると、血管が太くなります。こうして静脈瘤になってしまうのです。

また、血液よりも、**さらに巡りが悪くなりやすいのがリンパ**です。

股関節に問題がない状態でも、リンパは足先から上半身に到達するまで8時間以上かかるといわれています。

それほどゆっくりとしか流れないリンパが、股関節がゆがんで、脚にこわばった筋肉がつくとどうなってしまうのでしょう。

圧迫されたリンパ管を必死に流れようとしても滞り、慢性のむくみになってしまうのです。

でも、股関節が正しくなれば、こうした脚のトラブルは劇的に改善します。

ご夫婦で飲食店を経営している50歳の女性の話です。

この女性は、調理、接客と、つねに立ちっぱなしで忙しく働き、毎日、夕方になると、ふくらはぎから足首にかけて、痛いほどパンパンになっていました。

さらに、ふくらはぎには静脈瘤が目立つほどできていましたが、忙しいし「命に関わるような重大な症状ではないから」とそのままにしていたのです。

でも、脚が重くて疲れがとれない、寝ても寝ても起きるのがつらい。そして、以前ほどキビキビと動けなくなり、どんどん体重が増えていくという悪循環に陥って、ついにわたしのサロンに来られたのです。

最初は、からだがこわばりすぎて、体操を教えてもうまくできませんでした。それでも、**2週間ほどで慣れてくると、みるみる結果が出てきた**のです。

最初の変化は、悩みの種だったむくみが驚くほど改善したことです。

そして、からだが軽く、疲れにくくなったうえに、体重も少しずつ減ってきました。

さらに、ボコボコと浮き出ていた静脈瘤も、目立たなくなったのです。

視野の広い人は股関節が正しい

わたしのサロンに来られるお客さまには、最初に必ず、「今の自分の姿」を鏡の前でチェックしてもらいます。また、希望により写真も撮らせてもらいます。

すると、明らかに、右肩が上がっていたり、骨盤の位置が左右でズレていたりするのに、自分では「まっすぐだ」と思っている人が少なくありません。

骨盤や背骨が傾いていても、いつの間にかそれが「あたりまえ」になり、「片脚立ち」や「50歩チェック」をしない限り、自分のからだのバランスが乱れていることに気づかない人が少なくないのです。

股関節がズレて、背骨や頭がい骨が正しい位置にないと、見える範囲が狭くなります。

試しに、上下に首を少し傾けてみてください。

うつむきすぎると足元しか見えないし、反対に、上を向きすぎても、左右が見づらくなることに気づくはずです。

見える範囲が狭くなるとどうなるか、アスリートを例に挙げてみましょう。

わたしは、**スポーツ選手は、視野が狭いと強くなることはできない**と思っています。

たとえば、サッカーであれば、とっさの判断でビシッとゴールを決めるには、まわりの状況をしっかり把握していなければなりません。

水泳選手であれば、まわりが見えていないと、自分がほかの人と比べてどの位置にいるかわからず、タイム調整や力配分の調整はできないでしょう。

またゴルファーは、まわりの景色と自分の位置で距離を測ります。だから、視野が広くないと、距離感をつかむのが鈍くなりショットが決まりづらくなるのです。

スポーツの世界でなくても、**視野が狭いと無意識のうちに、得られる情報が少なくなります。**

さまざまな場面で、少なすぎる材料で判断を下すと、あとから納得のいかないものになる可能性が高くなります。

みなさんは、これは「極端な話だ」と思うかもしれません。

でもわたしは、**見える範囲が狭くなると、ものの見方も狭くなる**ような気がしてい

股関節がズレると視野が狭まる

❶視野が広い（よく見える）

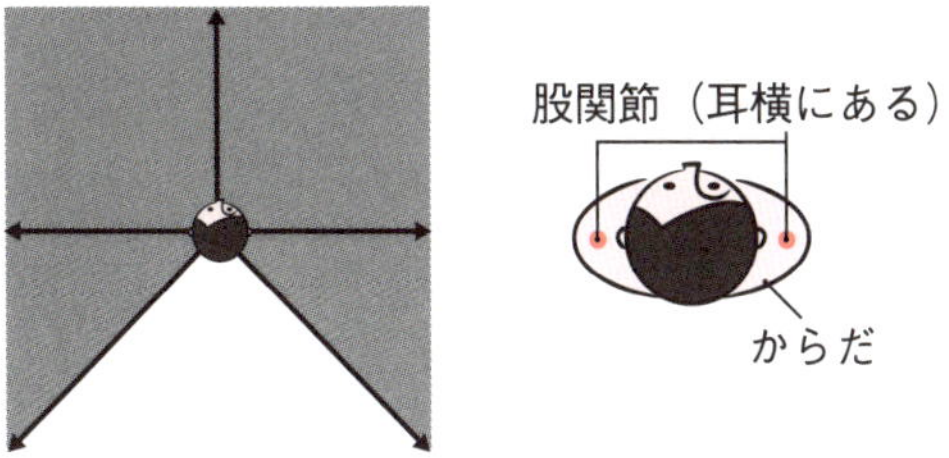

❷視野が狭い

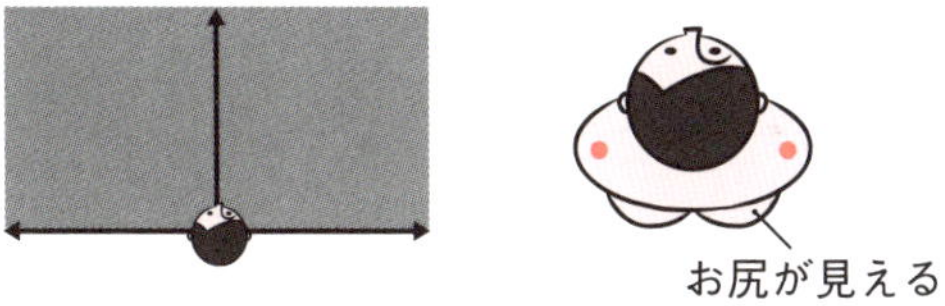

❸もっと視野が狭い

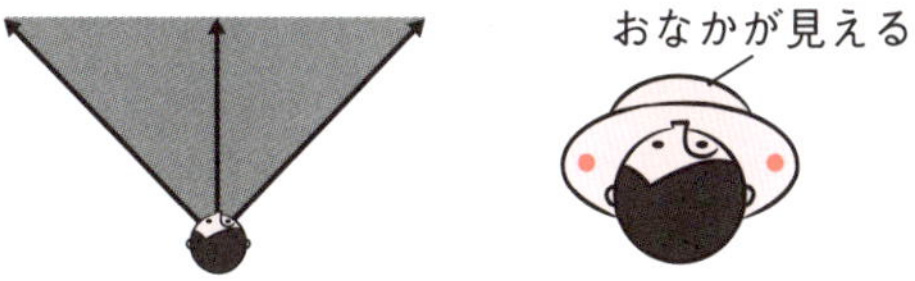

ます。

直感が鈍くなり、判断力に欠け、考え方が偏りがちになると、人の意見や新しいことに興味を持たなくなります。

そして、目の前のことや自分のことばかりにとらわれてしまうと、いろいろなチャンスが目の前を通っても、気づかなかったり逃したりしてしまうのです。

わたしたちの見える範囲は、両目で、左右に120度くらいといわれています。

でも、横から見たときに、首が肩の上にあり、上にすっと伸びていると、視界が真横よりも後ろ、15度くらい見えるようになるのです。

そうなるためには、ベースとなる股関節がしっかり整っていなければなりません。

悩んでばかりだと股関節がゆがみやすい

人間のこころの状態はからだに表れやすく、また反対に、からだの状態は気持ちに影響しやすいといえます。

たとえば、落ち込んだり、クヨクヨ悩んだりしているときに、胸を張って堂々としている人は少ないでしょう。

また、反対に背中を丸めてうつむいていたら、楽しい気分にはなりにくいはずです。


オーギュスト・ロダンの有名な彫刻に「考える人」があります。

「考える人」は、腰かけて、うつむいた頭を支えるようにあごに手を当てています。

わたしたちは、**気にかかることがあると、どうしても首が前や横に傾きがち**です。

首と頭が、すっと上に伸びていて「悩んでいる」人はあまりいないでしょう。


頭は重いので、首は前傾します。

首が前傾すると、引っ張られるように背骨も前に曲がります。

この状態が続くと、どうなるか。

頸椎と背骨がゆがんでくると、股関節がいくら「正しくあろう」としても、じわじわと影響を受け、ゆがみやすくなるのです。

悩みを抱えている人だけではありません。

頭を使う仕事をしている人も、こうした傾向があるといえます。

パソコンの画面をじーっと見つめてばかりの人は、集中してくると画面に顔を近づけ、前かがみになることが多いもの。


また首が前かがみになると、首の後ろの筋肉がこわばります。

すると、脳につながる血管と神経が圧迫されます。

脳への血流が悪くなり、神経の伝達が鈍くなると、頭が重く感じられます。

そして、集中できなかったり考えがまとまりづらかったりして、悩みの解決方法もなかなか思い浮かばなくなるのです。


じつはわたしのサロンに来られるお客さまには、頭を使いすぎの人が多いのです。

わたしの理論に興味を持たれる人だからそれもそのはずです。

もちろん頭を使えることは重要ですし、それは魅力のひとつでもあります。

でも頭の使いすぎで疲れていてはもったいない。

じっさい、股関節を整えていくと、みなさん驚くほど変わっていきます。

頭を使うときは使う、そして感覚で楽しむときは楽しむ。切り替え上手になり、表情がイキイキとしてきます。

そんなみなさんの変化する姿を見るのも、この仕事をやってよかったと思える瞬間のひとつです。

股関節がズレてる人は呼吸がヘタです

わたしたちは、スマートフォンを見るときも、パソコンを使うときも、ついつい前かがみになりがちです。

前かがみの姿勢では、肺が圧迫されます。そして、肺活量が少なくなります。

また、つねに背中が丸まっているような、不自然な姿勢で筋肉に負担をかけ続けていると、交感神経ばかりが優勢になります。

すると、自律神経が乱れ、呼吸も浅くなってしまうのです。

呼吸が浅いと、十分な酸素がとり込めなくなります。酸素不足が続くと、疲れやすい、集中力が落ちる、眠気がひどいなどの症状が表れる可能性も。

ところが、**股関節が正しくなると、胸の高い姿勢をキープでき、こうした原因不明と思われがちな不調が、すっきりなおることがよくある**のです。

さらに、股関節がズレて、呼吸がヘタな人は、おなかがポッコリ出ている人が少なくありません。

背中が丸まり、肺が圧迫されていると、空気を吸い込んだときに肺が十分に広がりません。すると、肺に行き渡らない空気が腸に送り込まれて、たまってしまうのです。

奥さまのご紹介でサロンに来られた外科医の男性に、おなかのポッコリが一瞬で消えてしまう人がいるのはなぜか、とたずねたことがありました。

おなかが出ている原因が、内臓脂肪だったり、子宮筋腫だったりすると、その場でぺったんこになることはありません。原因を解消しない限りは、どんな施術をしてもそのままだからです。

でも、おなかのマッサージをすると、瞬時におなかがぺったんこになる人がある一定の割合でいるため、ずっと疑問に思っていたわたしは、外科医の先生に確認してみたのです。

すると、その先生は「手術で腸を開くと、ぶくぶく泡が出てくるから、それは空気じゃないか」というのです。

わたしたちは、呼吸以外に食事でも、知らず知らずのうちに空気をとり込んでいます。それが、胃にたまるとげっぷになり、大腸の空気はオナラとして排泄されます。ところが、股関節がズレて姿勢が悪いと、肺にとり込めなかった空気が、いつも胃や腸に入ってくることになります。

つまり、股関節が正しくなり、**呼吸がうまくできるようになると、腸にたまる空気が減り、おなかのポッコリがいつの間にかなくなる人が少なくない**のです。

柔軟な股関節が柔軟な思考をつくる

柔軟な股関節は、考え方にも影響を及ぼします。

股関節が整えば、連動している骨盤や背骨も正しくなり、姿勢がよくなります。

すると、**重力に逆らって立ったり座ったりするのに、よぶんなエネルギーを使わないで済むように**なります。

つまり、からだが疲れにくくなるのです。

からだが元気でエネルギーに満ちあふれていれば、気持ちにも余裕が生まれます。

そして、自分の考えに固執することなく人の意見に耳を傾け、目的に向かってなにがベストなのか、状況に応じた判断ができるようになるのです。

柔軟に考え、よい判断が下せるようになると、人間はクヨクヨ考えたり、悩んだりする時間が短くなり、自信を持って行動できるようになります。

わたしのサロンに通っている人の例でお話ししましょう。

「主人との関係がうまくいっていない」「このままだと、別れたほうがいいかもしれない」と、1年以上悩んでいた40代の女性がいました。

でも、別れたあとの自分の生活が想像できない、もしかしたら、そのうち、ご主人の気持ちが変わるかもしれないと思うと、なにも踏み出せない。

そんな状態が、ずっと続いていたのです。

それが、股関節が整い、姿勢がよくなってきたら、相談の内容が変わってきました。

「主人の好みの料理をつくったら、ひさしぶりに会話が弾んだんです。次は、なにをつくったらいいと思います?」

と、小さなことでも行動した結果を、次に結びつけるようになってきたのです。

また、ご主人の機嫌をうかがうばかりでなく、「お花が好きだから、フラワーアレンジメントがやりたい」など、自分自身でやりたいことを見つけ、生活を充実させるようになりました。

すると、それから半年経つころには、それまでは、いつも「忙しい」と、ひとりで出歩いてばかりだったご主人から、いつの間にか「一緒に出かけよう」といわれるようになり、悩みはすっかり解決していたのです。

からだが軽くなれば、こころも軽くなる

股関節が整うと、からだが軽くなります。

とはいえ「軽くなる」といっても、股関節が正しくなった瞬間に体重がいきなり数キロ減るわけではありません。

股関節が正しくなると、抗重力筋が活性化され、重力に負けないからだになります。

そして、疲れにくく、動くのが楽しい、軽いからだが手に入るのです。

いつでもエネルギーにあふれていれば、こころも軽やかになります。

まわりの人に、こころからの笑顔を振りまく余裕が生まれ、自然と人間関係もよい方向に変わるのです。

キャリアウーマンとして働いていた女性は、一生懸命働いているつもりなのに、なぜかいろいろなことがうまくいきません。

背中が広く、男性的で、いつもイライラしていて、サロンに来ては不平不満ばかりをいっていました。

ときには、電車のなかでぶつかった人と口論になり、車内のアナウンスで注意されたほどです。

ところが、**股関節が整って、からだが丸く女性らしいラインになるにつれて、少しずつ笑顔が増えるようになりました**。

そしてある日、こぼれるような笑顔で「今日、笑顔が素敵ですねってほめられちゃった」というのです。

そうなれば、人生はよい循環に変わります。

これまでは、重たいビールケースを運ぼうとしても、誰も手伝ってくれなかったのに、アルバイトの男の子たちが率先して助けてくれるようになったのです。

また、電車に乗っていても、まわりの人に譲《ゆず》る余裕が生まれたため、「ありがとう」

とお礼をいわれることも増えました。

そして、住む場所を変えたり仕事を変わったりしたわけではなく、これまでと同じ生活をしているのに、毎日がとても幸せになったのです。

股関節がよくまわれば、人生もよくまわる

わたしは、人生をよりよく変えるためには、

①悩みの原因がなにかを知ること（体型なのか？　人間関係なのか？）
②判断するための情報を集めること（本を読むとか、人に聞くとか）
③行動すること（ストレッチを始めるとか）

を繰り返すのがポイントなのではないかと考えています。
行動して、間違ってもいいのです。

そのときは、「失敗した！」と思っても、あとから考えれば、それが転機になることもありますし、間違いから学んで、成長すればいいのです。

それなのに、多くの人は悩み考えるだけで、なかなか行動に移せていない。

その原因のひとつに、股関節があるのです。

これまでお話ししてきたように、股関節がこわばっていると、からだが重力に負けて重たくなります。すると、毎日がだるくなり、なかなか行動に移すエネルギーが湧いてこないのです。

また、行動するためには、広い視野を持ち、さまざまな可能性を検討して、そのときによいと思える判断をする必要があります。

それなのに、股関節がゆがんでいると、姿勢が悪く前かがみになり、視野が狭くなります。

また、頸椎もゆがみますから、脳への血流が悪くなり、よい判断を下したりしづらくなるのです（神経的な病気になってしまう場合もあるので、要注意です）。

股関節が変われば、人生が変わります。


背筋がすっと伸び、顔色がツヤツヤしている。

笑顔が素敵で、いつもニコニコしている。

よぶんな脂肪が身についておらず、はつらつとして元気いっぱい。

まわりの人のことを考える思いやりがある。

やる気にあふれていて、行動的。

グチや悪口をいわず、クヨクヨせずに前向きで明るい。


あなたのまわりに、こんな人がいたらどう思いますか。

「ぜひとも友達になりたい」と思うのではないでしょうか。

股関節が整えば、誰でもこんなふうになれるのです。

そして、まわりの人たちに助けられ、生かされて、どんどん人生が好転していくのです。

2章

そもそも股関節とは？

――知るだけでからだもこころも力がみなぎる

股関節は人間にとって一番重要な関節です

わたしたちのからだのなかで、一番大きな関節が股関節です。

わたしは、人間の股関節の大切さを伝えたいとき、よく、鳥の羽の話を例にします。鳥は、左右の羽を使って空を飛びます。

どちらか片方の羽が、ちょっと傷ついただけでも、もう飛び上がることすらできません。

つまり、からだが左右対照でバランスよく動くことが、あるべき姿です。そうあることで、ほんらいの機能を発揮することができるのです。

動物は、ほとんどが、この鳥の羽と同じです。

左右対称であることが、美しく、持てる力を出すためにとても大事なことなのです。

人間の股関節も同様に、左右対称が理想の姿です。

左右の股関節が正しい位置にあるからこそ、両脚で上半身を支え、絶妙なバランスを保ちながら、歩いたり動いたりすることができるのです。

また、人間の美しさにもシンメトリーであることは大いに関係があります。

美しさの定義は、時代や国によって変わります。

あるときは、目が細くておちょぼ口の女性がもてはやされ、別の時代では、彫りが深いエキゾチックな人が「きれい」だといわれます。

ところが、じつは、普遍的な美人の法則がたったひとつだけあるのです。

それは左右対称だということ。

これだけは、どんな時代でも、どこの国でも変わりません。

メイクアップというのは、目などのパーツを強調するだけでなく、左右のアンバランスを整える作業でもあるのです。

股関節はもっとも進化した関節です

じつは、**わたしたち人間は、股関節が進化して、いまの形になった**のです。

まずは、は虫類や両生類からほ乳類に進化する途中で、ひざが前を向き、かかとが後ろを向いて、つま先が前を向くようになりました。

さらに、腰から脚がまっすぐになったせいで、それまで背中側を向いていた太ももの前からひざにかけての部分が、おなか側を向くようになったのです。

つまり、**股関節が切り替わり、脚の向きが逆になった**のです。

そして、直立歩行できるようになったおかげで、頭がい骨も進化し、脳も発達したのです。

言葉で説明するとわかりにくいかもしれませんね。

じっさいに、図を使ってご説明しましょう。

股関節から切り替わり、太ももが前に！

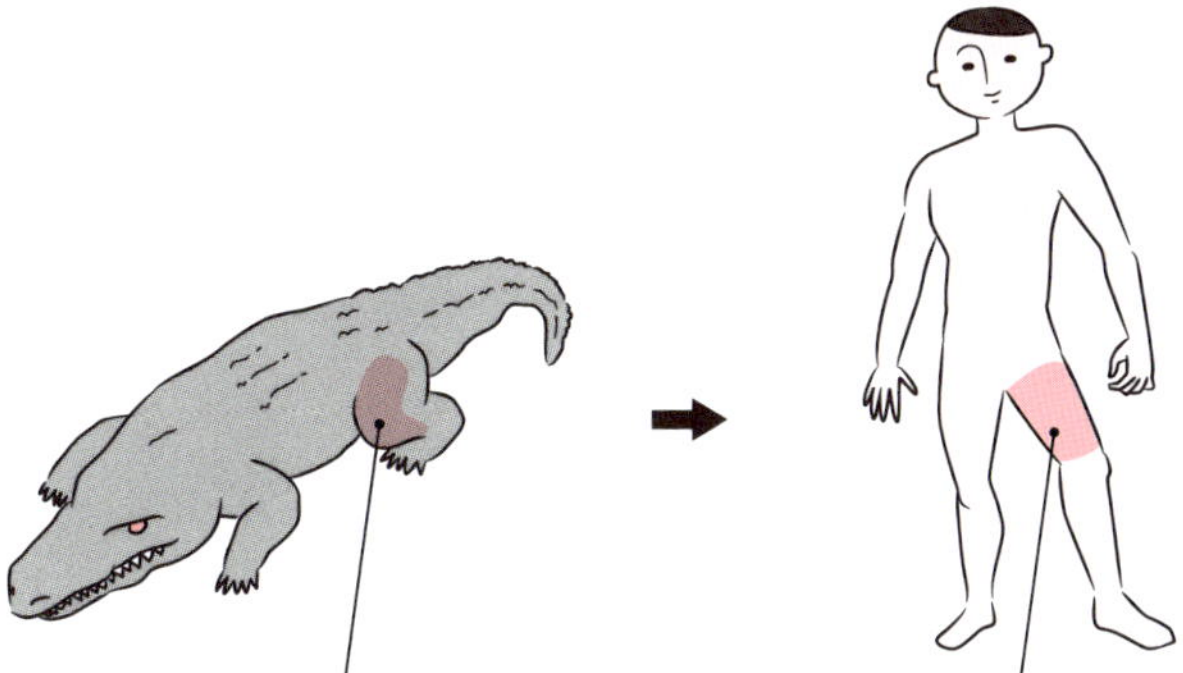
は虫類では背中側を
向いていたこの部分が
人間ではおなか側を
向くようになった

そのことを示す証拠もあります。

人間のからだでは、脊髄《せきずい》から出た神経は、すぐにおなか側と背中側の枝にわかれます。

ところが、詳しく解剖してみると、上半身では、背中側の枝は背中に向かい、おなか側の枝はおなかに向かっているのに、股関節から下は、背中側の枝が前に向かい、おなか側の枝が後ろに向かっているのです。

また、解剖しなくても、毛が生えているパーツを見るとわかります。

わたしたちのからだで、毛深いのは、

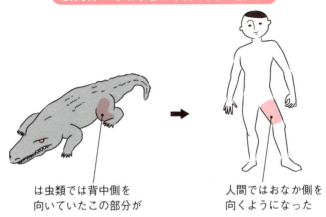

おもにからだの背面です。

ムダ毛が生えやすいのも、胸より背中ではないでしょうか。頭の毛も背面に生えています。

動物は、外敵から身を守るために、からだの外側の毛が濃く、硬くなります。

犬や猫も、おなかよりも背中のほうが毛がふさふさしていますよね。

人間も同じで、背中側が毛深くなっているのです。

ところが、脚だけは違うと思いませんか。

脚は、太ももの前のほうが、太ももの裏よりも毛深いはずです。

人間が2本脚で立つようになったときに、股関節を境に、脚がひっくり返ってしまったため、脚だけは、太ももの前やスネの前が裏側より毛深いのです。

ちなみに、カンガルーやリスなど前かがみの体型の動物は、股関節が回転途中のため、毛が脚の横面に多く生えています。

動物の進化って、本当に面白いですよね。

骨と筋肉をほんらいの位置に戻す役目

椅子やテーブルの脚は、通常4本ですね。

ときに3本のものがあるかもしれませんが、脚が2本のものはありません。

なぜなら、脚が2本だけでは、はしごのように不安定で、まっすぐ立っていることさえ難しいからです。

そんな2本脚で、からだを支えているのが、わたしたち人間です。

重たい頭や上半身を、バランスよく支えながら、さらに歩いたり走ったりする。

その役目を一手に引き受けている股関節には、いつも大きな負担がかかっています。

さまざまな役割をこなしてがんばる股関節は、疲れてゆがみやすく、まわりの筋肉もこわばりがちです。

だからこそ、股関節はほぐして正しくしてあげなければなりません。

股関節を整えると、股関節以外にも、そのうれしい効果は波及します。

なぜなら、**股関節は、全身の骨や関節と連動し、正しい骨格を維持する要**だからです。

股関節がゆがむと、
↓骨盤がゆがむ
↓全身の関節がつまる
↓背骨や脚など、全身の骨格がゆがむ
↓それ以上ゆがませないよう、筋肉が硬くこわばる
↓ほんらい必要のない筋肉が発達する
↓血流やリンパの流れが悪くなる
↓セルライトが増えて、太る
↓さらにゆがみが定着する
という、ゆがみのスパイラルに陥ります。

ところが、股関節を整えれば、
↓骨格や筋肉のゆがみが整う

↓全身の関節がやわらかくほぐれる
↓ゆがんだ骨や関節のまわりに発達した筋肉がほぐれる
↓こりにくい体質になり、不調がなおる
↓血流・リンパの流れがよくなりデトックスできて、肌がきれいになる
↓抗重力筋を正しく使えるようになり、ムダな筋肉やセルライトがなくなって、からだが引き締まる
↓行動がスピーディになる

というように、あっという間にプラスのスパイラルに入ることができます。

ゆがんでしまったからだのパーツを、ひとつひとつ整えようとしても、そもそも肝心な股関節がズレていたら、またすぐに元に戻ってしまいます。

全身に影響を及ぼす力のある股関節だからこそ、真っ先にゆがみをなおす。

すると、**硬くこわばった筋肉が少しずつほぐれ、硬い筋肉に覆われていた骨や関節が、ほんらいの位置に導かれていく**のです。

ズレやすいから整えやすい

関節は、からだの各パーツをつなげる、大切な部分。

でも、関節の役目は、骨と骨をボンドのようにぴったりとくっつけることではありません。

骨と骨のあいだには、すき間があります。

すき間には軟骨《なんこつ》があり、まわりを覆うようにして筋肉や靭帯《じんたい》という、伸び縮みする組織が骨と骨を結びつけています。

そうして、さまざまな方向に骨を動かすためにあるのが関節なのです。

関節の形状には、いろいろな種類があります。

背骨のように、骨が積み重なり、左右にねじったり前後に曲げたりすることができるもの。

また、手の指やひじなどのように、一定の方向に曲げることができるもの。

股関節まわりの靭帯

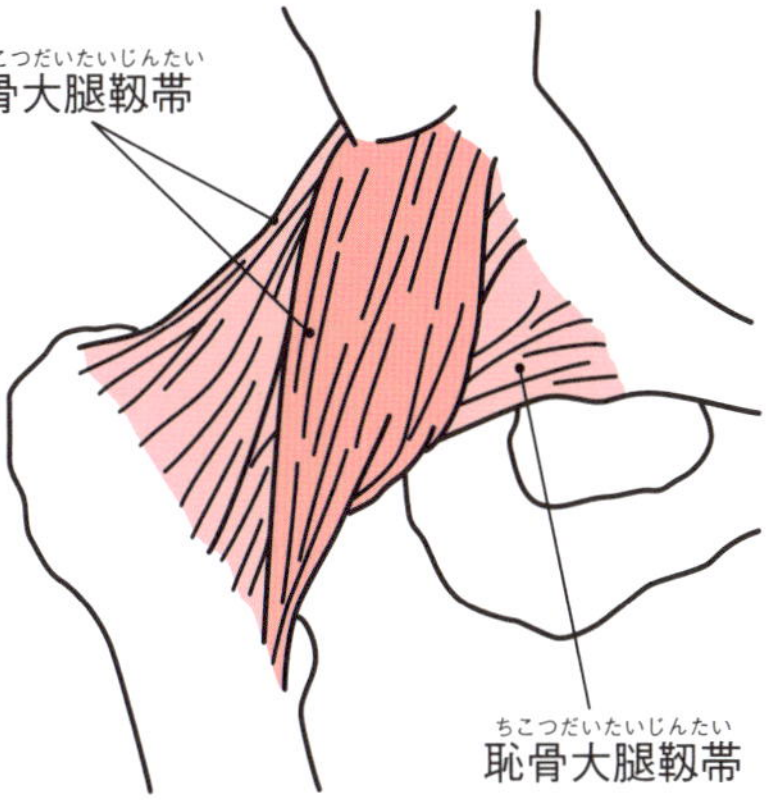

関節をつくる一方の骨が丸く、受け止める骨がくぼんでいる関節を球関節といいます。股関節は球関節のため、前後に動くだけでなく、あらゆる方向に動かすことができます。

つまり、**複雑な動きができる、繊細なつくりであるからこそ、ちょっとしたことでゆがみやすい**のです。

また、股関節は、同じ球関節である肩関節に比べると、重力による負担がかかりやすい関節です。

ですから、同じ形状をしていても、よりズレやすいといえるのです。

でも、反対にいえば、ズレやすいから整

股関節は左右前後に動く

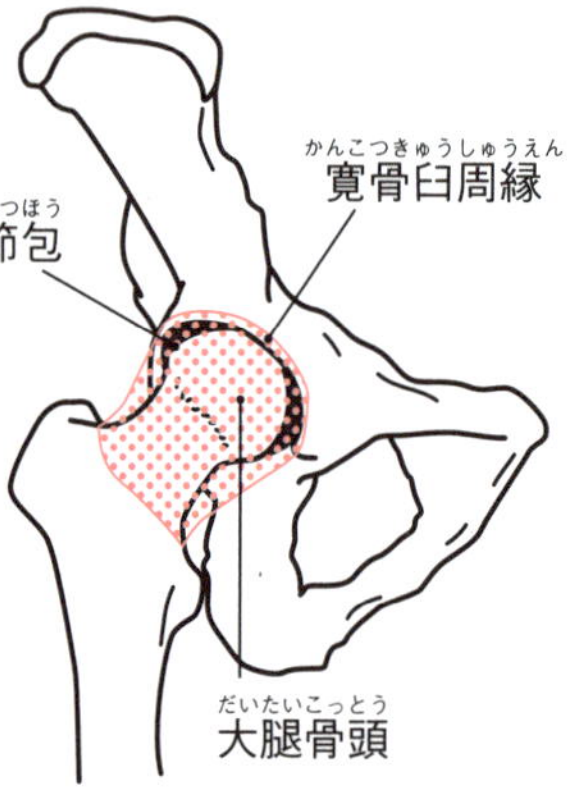

えやすいといえます。

ズレてしまっても、ゆがみが固定する前に元に戻してあげればいいのです。

また、**重力から解放してあげて、横になったり座ったりしながらほぐせば、股関節はほぐれやすく、整えやすい**といえます。

3章でご紹介するストレッチに、横になったり座ったりして行うものが多いのは、そうした理由からなのです。

女性は男性よりズレやすい

ある程度、年齢を重ねたときに、股関節にトラブルを起こすのは、男性より女性が圧倒的に多いといわれています。

その理由のひとつに、男性と女性の股関節と骨盤は、しくみは同じでも、じつは、形が違うことが挙げられます。

そもそも骨盤は、大きなすり鉢のような、丸くて深みのある形をしています。

そのすり鉢のような空間に、腸や泌尿器、生殖器などが収まっているのです。

女性は妊娠や出産に適応するため、少し幅が広くて浅い形をしています。

それに比べて男性の骨盤は、幅が狭くて深い形なのです。

つまり、男性に比べて、女性の骨盤は平たい構造のため、骨盤の重心から股関節の距離が短いのです。

そのため、**股関節にかかる負担が大きく、股関節のトラブルになりやすい**のです。

また、女性の股関節は、男性に比べて横幅が広いのに、女性は「美しく歩きたい」と、ひざを寄せて歩きがちです。

すると、股関節が強い角度でねじれるため、よけいにゆがみがひどくなるのです。

股関節が、大きくゆがむと「それ以上、ゆがませないよう」下半身に、硬くこわばっ

た筋肉がたっぷりついてきます。

つまり、タオルをきつくしぼったような状態になり、血液やリンパの流れが滞り、代謝が衰えてしまいます。

わたしたちのからだでは、上半身の2倍の筋肉が下半身にあるといわれています。つまり、からだの大部分が「代謝を下げる筋肉」になっていると、いくらウォーキングやジョギングなどの運動をしても、その効果は限定的だといわざるをえません。

ですから、男性は「少しやせなきゃ」と思ったとき、運動をするとすぐに効果が出ますが、女性は一生懸命走ったりしても、なかなかやせない。もしくはやせても、上半身ばかりという結果になってしまいがちなのです。

股関節はやわらかいだけではダメなのです

では、股関節を正しく整えるためには、いったいどうすればいいのでしょう。

「股関節」というと、すぐに開脚をイメージし、「やわらかくしなきゃ」と考える人が少なくありません。

脚を開いて座り、からだを前に倒すと、おなかが床にぺったりつく。

そこまでやわらかいのが「理想の股関節」だと思っているのです。

もちろん、筋肉がこわばった硬い股関節は、からだ中に悪影響を及ぼします。

スムーズに動かせる、柔軟な股関節は「いい股関節」です。

でも、ここでわたしがいいたいのは、**ひたすら開脚ばかり行って、股関節をやわらかくしても、それがすぐに健康や美しさには結びつかない**ということです。

じっさいに、開脚ができても、ねこ背の人は少なくありません。

また、たとえ股関節がやわらかくても、ズレていて、脚がゆがんでひざを曲げたまま、ペタペタ歩いている人もよく見かけます。

「わたしは開脚ができる」という人は、試しに「片脚立ち」をしてみてください。

片脚で立ってみて、ぐらぐらするようだったら、あなたの股関節はゆがんでいて、正しい位置ではないと思って間違いありません。

股関節は、そもそも正しい位置にあることが大切です。

そして、柔軟性があり、もしズレても、リセットしやすい股関節が「いい股関節」なのです。

立ったり、座ったり、歩いたりなど、どんなときでも正しい股関節であるのが、理想の状態です。

そんな「理想の股関節」になるためには、どうしたらいいか。

わたしは、なによりも一番大切なのは、股関節に重力の負担をできるだけかけないことだと考えています。

そのための重要なポイントは、なにをしているときでも、よい姿勢を維持することです。**正しい姿勢であれば、抗重力筋をしっかり使うことができ、股関節への負担を最小限に抑えることができる**のです。

また、よい姿勢を維持するためには、開脚の練習をするのではなく、本書でご紹介するストレッチで、股関節を正しい位置にクセづけすることが、一番の近道なのです。

股関節を正しい位置にクセづける方法とは？

「正しくない股関節」を「正しい股関節」にする。

股関節を正しい位置にクセづけするためには、まずは、こわばりをほぐし、正しい位置に戻りやすくしてあげることです。

そのためにぴったりなストレッチが「コロンコロン体操」です。

左右にコロンコロンコロンとからだを倒すだけで、股関節がやわらかくほぐれます。

コロンコロン体操のポイントは、おなかを引っ込め、胸を上げ肩甲骨を寄せることをつねに意識すること。正しい姿勢で行うことで、股関節がゆるみやすくなります。

また、必ず、ひじでひざをぐっと押して、自然にからだが左右に傾くようにすること。背中を使って傾けようとすると、股関節への効果が低くなります。

コロンコロン体操

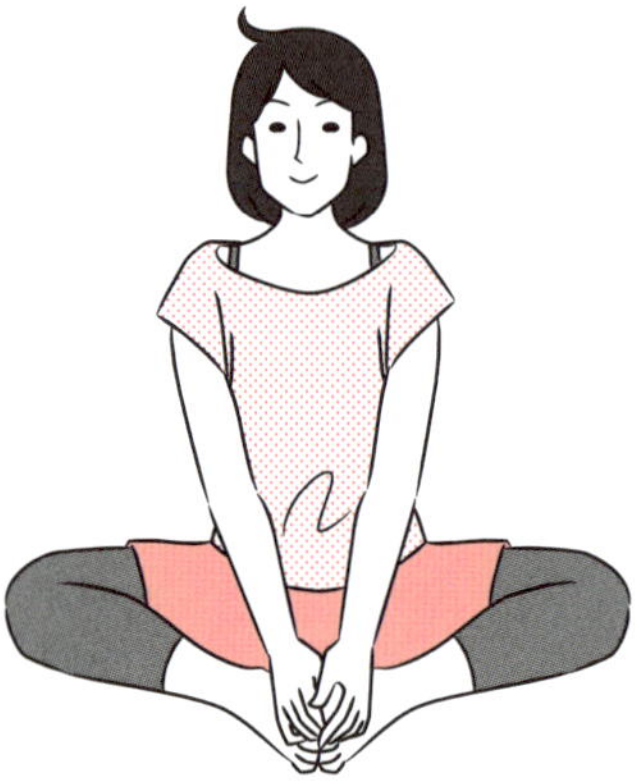

❶足の裏をからだの真ん中で合わせて座ります。最初は、ひざと足の角度がひし形になるくらいがいいでしょう。

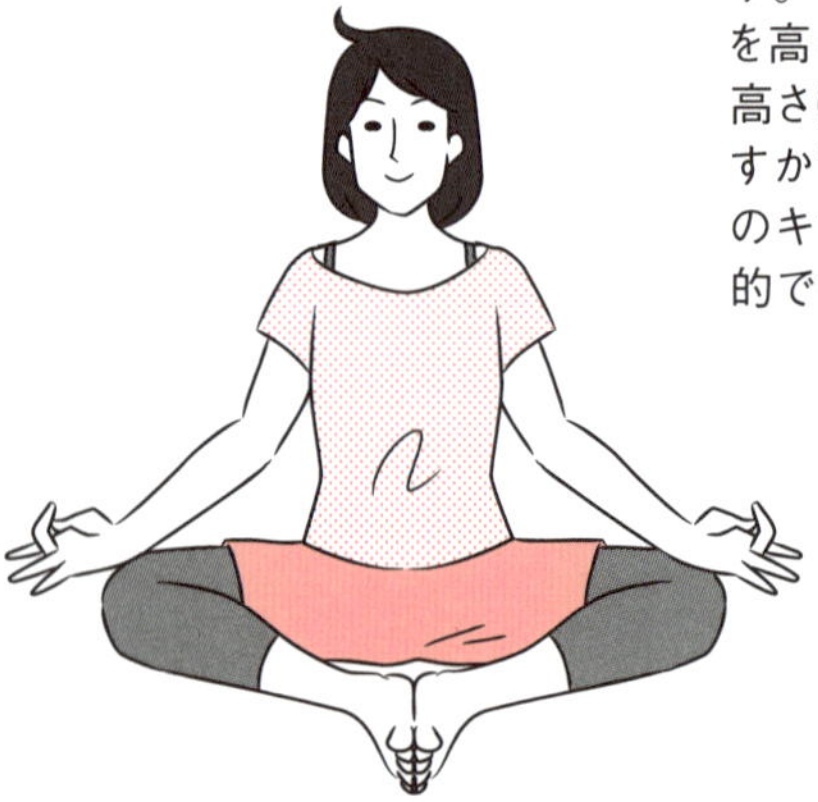

❷左右のひざの高さをそろえて、上半身をまっすぐにします。おなかを引っ込めて、胸を高く持ち上げます。ひざの高さは左右同じになっていますか？（このとき 87 ページのキツネ手にするとより効果的です）

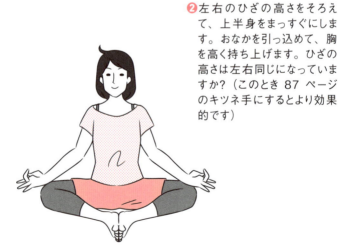

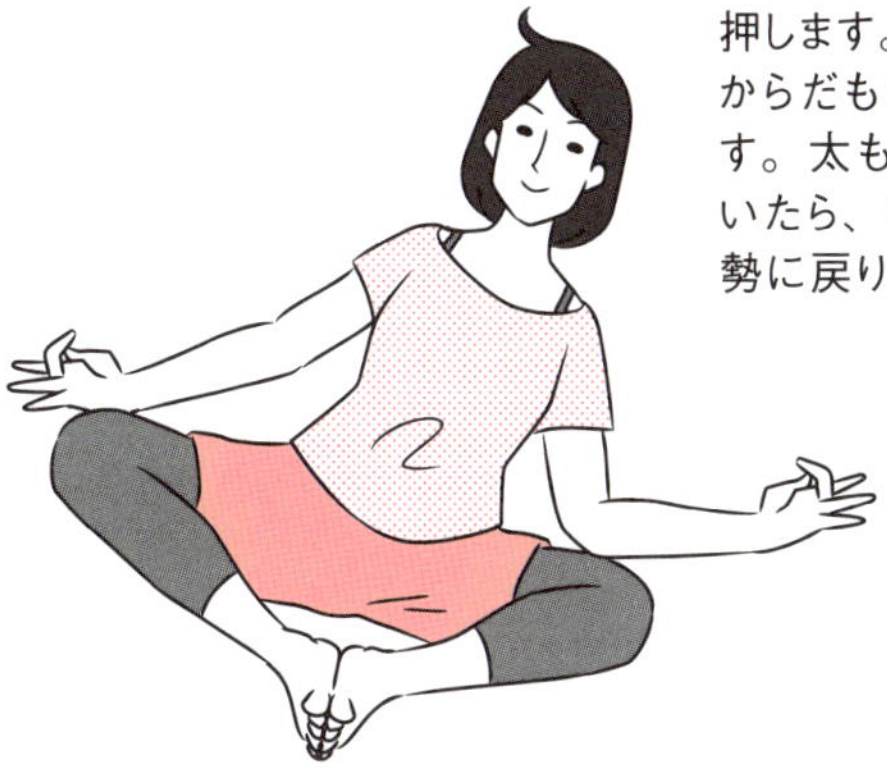

❸片方の手のひじを曲げ、ひざの内側に乗せ、ぐっと下に押します。脚を押し下げると、からだもつられて傾くはずです。太ももの外側が床についたら、ひじを離して②の姿勢に戻ります。

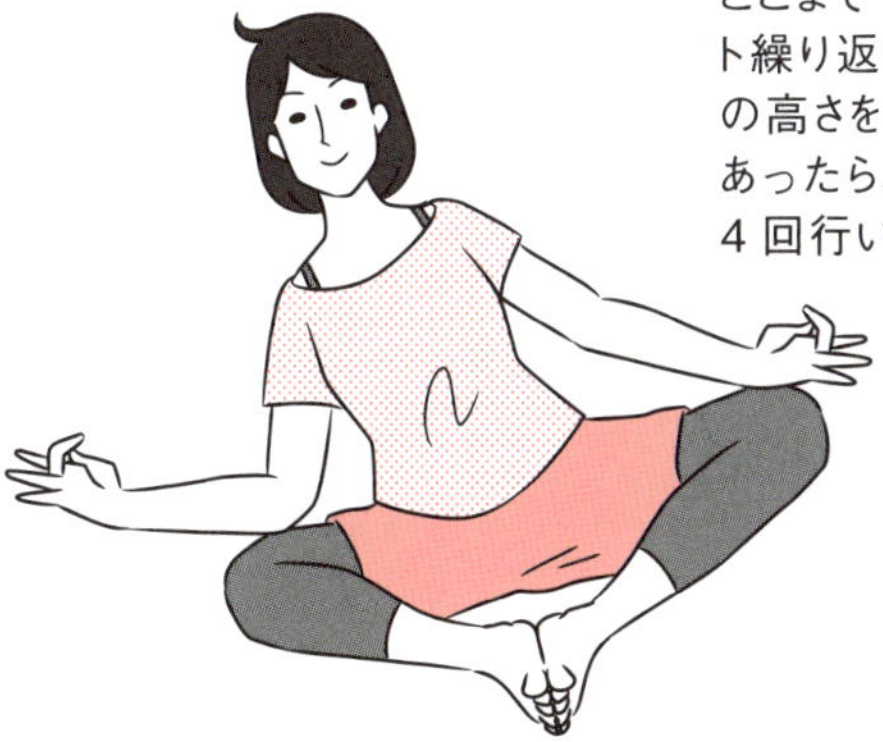

❹反対側の手のひじを曲げて、ひざの内側に乗せ、ぐっと下に押して③と④を行います。ここまで１セット。これを５セット繰り返します。最後にひざの高さを確認し、高いほうがあったら、そちらだけ追加で４回行います。

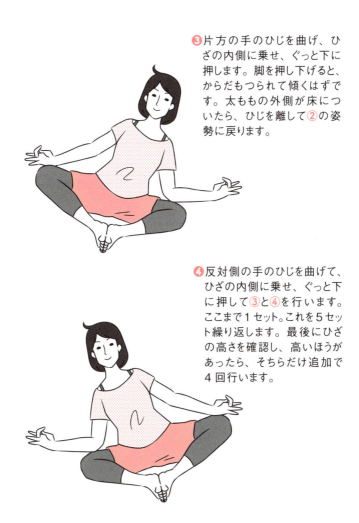

どうでしょうか。

５セット行っただけで、からだが内側からぽかぽかと温まり、ひざの高さがそろったのではないでしょうか。

慣れてきたら、①のスタートポジションで、両足をできるだけからだの近くに引き寄せると、股関節をほぐす効果がさらに高まります。

また、両手を、この後でご説明する「キツネ手」にすると、手や腕によぶんな力が入りにくくなります。

ガチガチ股関節は末端からゆるめるといいワケ

人間のからだにある骨や関節は連携し合っています。

股関節がゆがんで、からだに不調が起きているとき、股関節を正しくしながら、手や足の関節も同時にゆるめて整えると、効果がぐんと早く出ます。

また**股関節が硬すぎるというかたには、まずは手や足の関節をほぐすことからおす**

手のストレッチ（キツネ手）

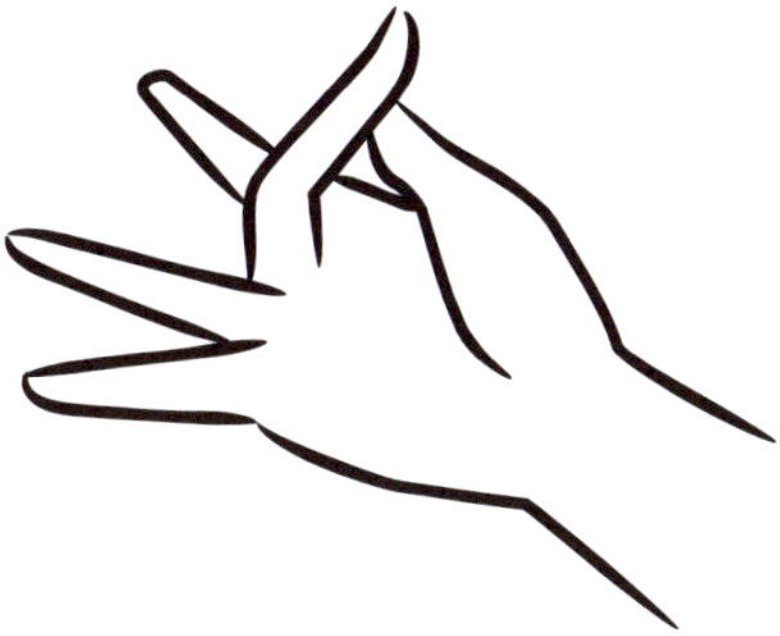

すめしています。

複雑にからまった糸は末端からほぐしたほうがほぐれやすいように、ガチガチに固まった股関節は、末端の関節からほぐしたほうが、結果的に早いということがあるのです。

ではここで、より股関節がほぐれるようにするために、手と足の関節をゆるめる方法をご紹介します。

手のひらを上にして、手の親指と中指で輪をつくってから、親指を中指の第一関節までずらします。そのほかの3本の指は反らせます。

この手のストレッチは、影絵の「キツネ」に似ていることから、わたしは「キツネ手」と呼んでいます。

古武術などの世界では、腕にムダな力を入れたくないときに、この「キツネ手」をつくります。

まず、「キツネ手」をつくらず、両手をからだの脇にだらんとたらし、手のひらを外に向けて回転させてみてください。

次に、「キツネ手」をつくって行ってみましょう。

試してみるとわかりますが、「キツネ手」をつくったほうが、腕からよけいな力みが抜けるはずです。

先ほどご紹介した、「コロンコロン体操」をするときに、「キツネ手」をつくってやってみてください。

腕に力が入らなければ、より、股関節がほぐれるのを感じられるはずです。

「キツネ手」をつくって、手首をまわしたあとに、「コロンコロン体操」をすると、さらに効果的です。

次にご紹介するのは、足指のストレッチです。

足の指を使って、じゃんけんの「グー・チョキ・パー」をつくります。

足指のストレッチ（グー・チョキ・パー）

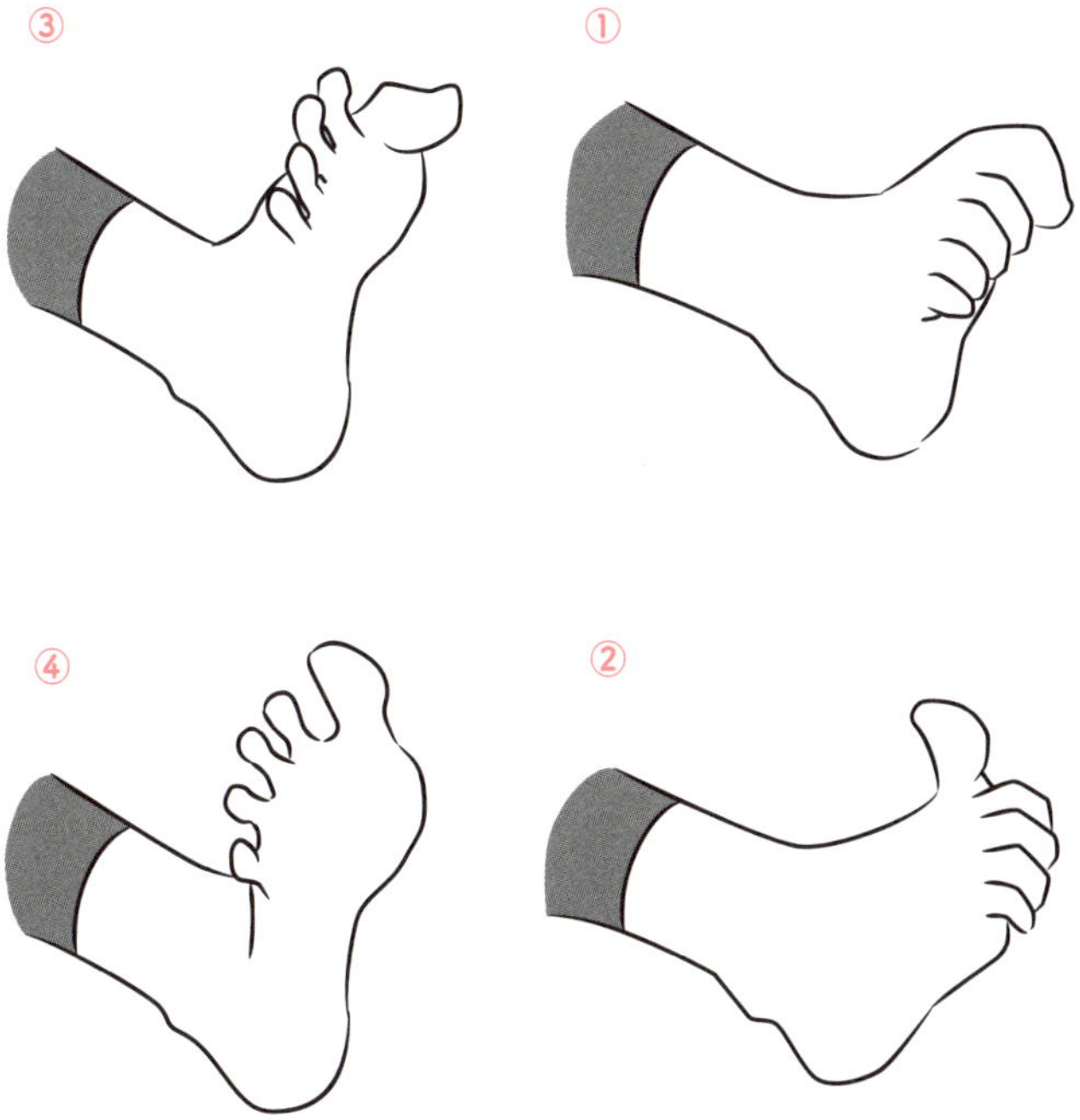

❶足の指、全部をぎゅっと折り曲げて「グー」。

❷親指を上に、残りの４本の指を下に曲げて「チョキ」。

❸また、親指を下に下げて、残りの４本を持ち上げる「逆チョキ」もやってみましょう。

❹足の指、それぞれのすき間をう～んと広げて「パー」。

3回繰り返すだけでも、足先からぽかぽかと温まってくるのを感じられるはずです。

じつは、親指以外の足の指は、脚の裏側にある、抗重力筋につながっています。

そのことを実感するために、立ち上がって親指以外の4本の指を意識して指を上げてみてください。

ふくらはぎ、太ももの裏、そしてお尻の筋肉に刺激が伝わり、伸びるのがわかるはずです。

つまり、「足指グー・チョキ・パー」を繰り返すことで、正しい姿勢を維持するための抗重力筋が刺激され、股関節にいい影響が足先から伝わっていくのです。

そして、血流やリンパの流れもよくなり、筋肉がしなやかに動けるようになるのです。

人工股関節でも大丈夫

なんとなく、股関節に違和感を感じる。

重心をかけると痛い。

股関節に異常が感じられるとき、原因はいくつか考えられます。

・変形性股関節症
関節を保護している軟骨が減り、骨と骨がぶつかって痛みを感じる。

・臼蓋形成不全《きゅうがいけいせいふぜん》
太ももの骨の丸い先（大腿骨頭）の受け皿である、臼蓋の形状が不完全なために軟骨が摩耗《まもう》してしまい、痛みを感じる。

ほかにも、妊娠中で股関節に負担がかかったり、転んで太ももの骨のつけ根を骨折したりしても痛みがあります。

軟骨のすり減りが著《いちじる》しく、痛みが激しい場合、治療の選択肢のひとつとして人工股関節に置き換えることがあります。

「いつまでも元気に歩きたい」

そう思って人工股関節を選ぶかたは少なくありません。

ただわたしは、**あわてて手術をする前に、ストレッチなど、できることは試してみ**

てほしいと思っています。

なぜなら、本書でご紹介するストレッチを行って、股関節の痛みがなくなった人が少なからずいるからです。

また、人工股関節にしたら、すぐに元通りになって元気に歩けるようになるわけではありません。入院期間は、人により1週間から数ヵ月に及び、手術後も杖を使ったり、リハビリをしたりしなければなりません。

それだけのあいだ、真面目にストレッチをしたら、よくなる可能性はあります。

ですから、手術を考えたら、まずストレッチを試してみてほしいのです。

また、手術を決意した人、そしてじっさいに手術を受けた前後の人にも、ぜひおすすめしたいのが、本書のストレッチです。

なぜなら、**股関節を整えておくことで、からだのゆがみがなくなれば、手術後の回復がぐんとスピードアップでき、さらによい状態を維持できる**からです。

お客さまで、60歳のときに、人工股関節の手術を受けた女性がいます。

人工股関節の手術後、思うように歩けずに肩と脚を骨折してしまい、そのリハビリのために来店されたのです。

「股関節にいいのなら」と、ストレッチを始め、歩き方もレッスンしました。

そして、85歳になるいまでもとても人工股関節だとはわからないほど、しっかりとした足どりで歩かれています。頻繁《ひんぱん》に旅行に出かけるほど元気です。

また、一般的に、人工股関節は15年経つと摩耗するので、交換の必要があるといわれていますが、このかたは25年経過した85歳のいまでも当時のままで、再手術は行っていません。

ストレッチのおかげで、股関節に負担がかからず、よい状態が維持できているのでしょう。

ただ、ひとつだけ気をつけてほしいのが、現在、**痛みがある人は、股関節に負担がかからないよう、寝転がったり座ったりしながら、できるものから試す**ということです。決して無理をせず、痛みを感じたら中断するなどしながら、少しずつ行ってみてください。

また、歩けないほど重症なかたは、二度の手術にならないよう、年齢などを考慮し、主治医の先生とよく相談をしてください。

股関節が前にズレる場合、後ろにズレる場合

股関節のゆがみのなかでも、代表的なものがふたつあります。

それが「出っ尻タイプ」の股関節と、「ズルけているタイプ」の股関節です。


股関節の状態は、お尻の形を大きく左右します。

出っ尻になりやすいのは、骨盤が前傾しているタイプです。

パッと見たときは、姿勢がいいようにも思えますが、立っている姿を横から見ると、股関節が後ろにズレて、腸骨《ちょうこつ》が前に傾いています。

そして、背中のS字カーブが深いため、お尻がぴょこんと飛び出しています。

このタイプは、下半身に脂肪がつきやすく、お尻が大きく四角くなります。

もうひとつは、洋ナシのように、下に向かって広がりながら下がっているお尻のタイプです。

このタイプは、股関節が前にズレ、腸骨が後ろに傾いています。

つまり、股関節がズルけて、骨盤が後傾している状態です。

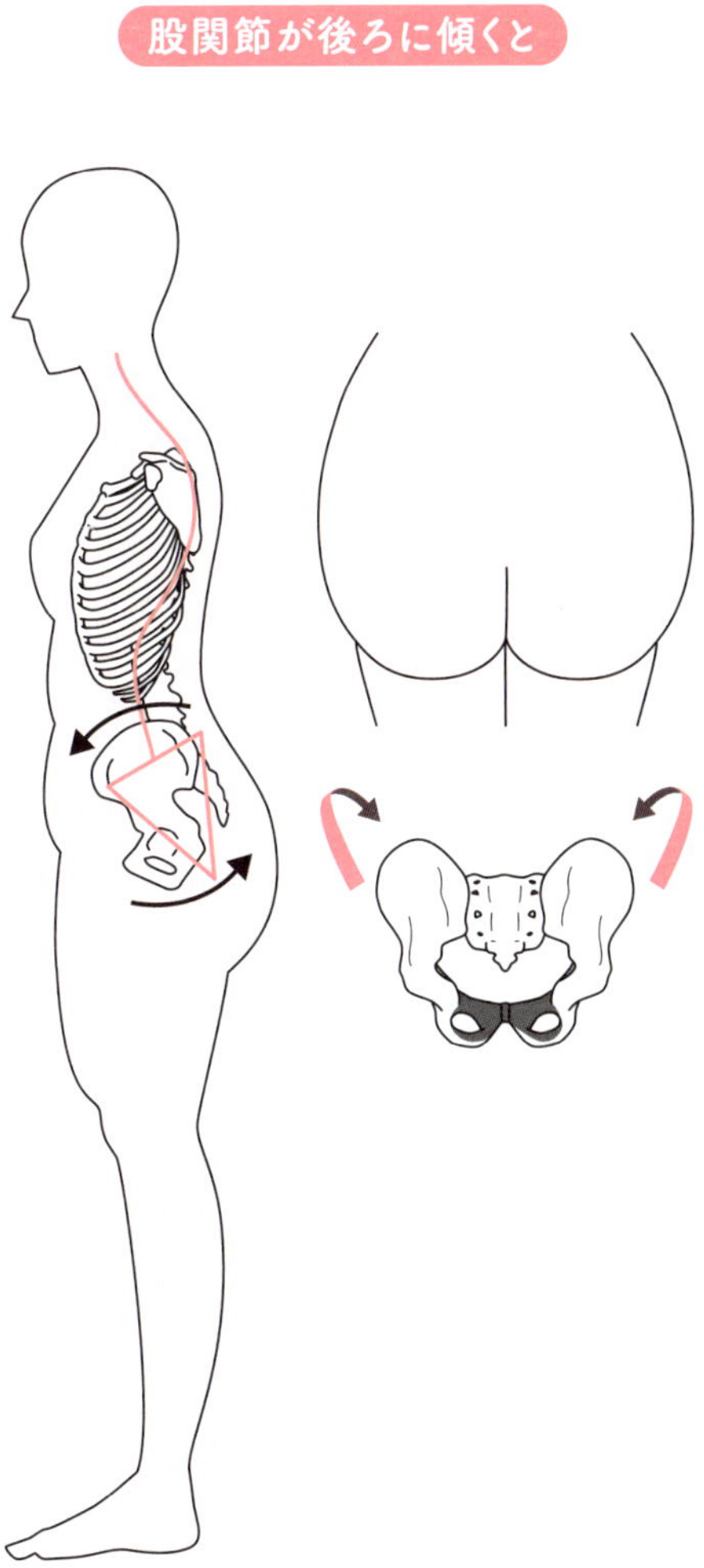

横から見ると、背骨が丸まり、両手が太ももより前に来ています。

股関節がズルけていると、背中が前かがみになり、胃が下がって下っ腹がぽこっと出るようになります。

お尻がたれて、ひざが曲がっているのが特徴です。

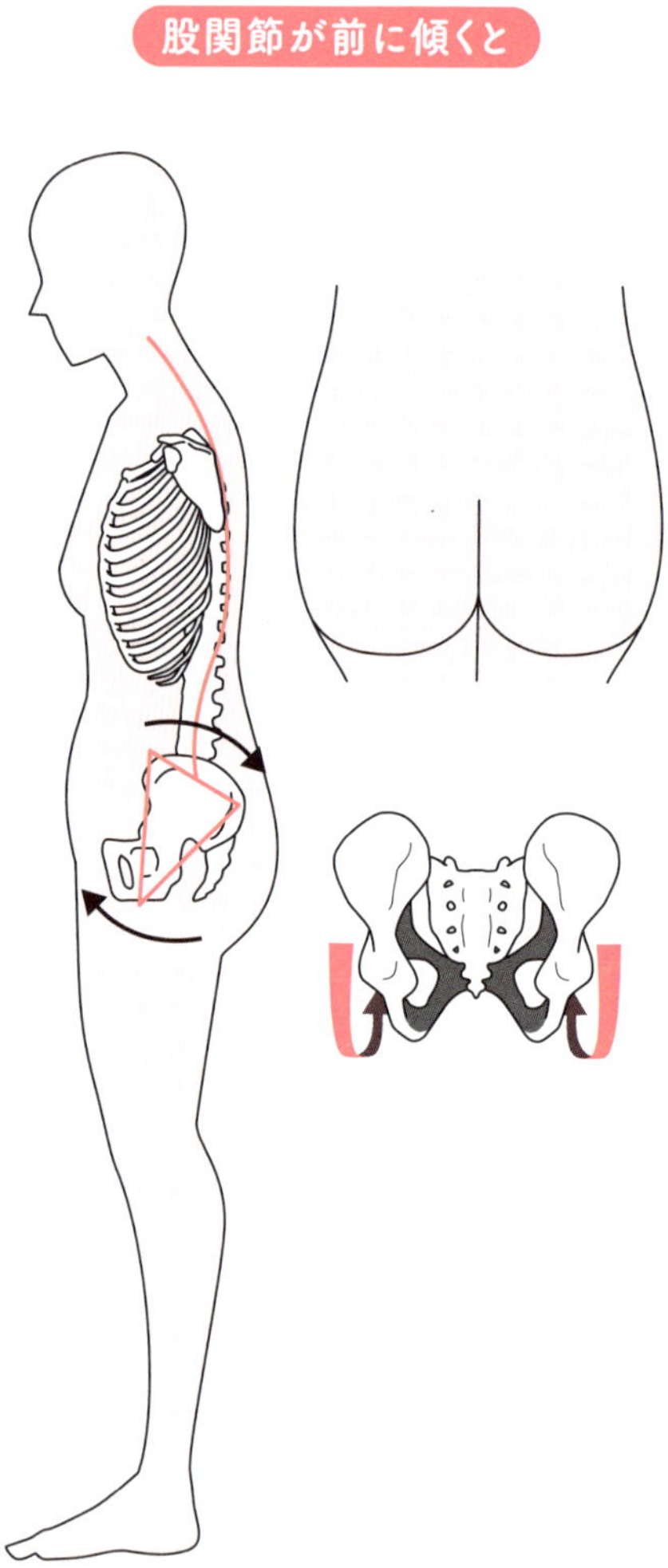

では、股関節が正しいというのは、外から見るとどんな状態なのか。

それは、立っている姿勢を真横から見たとき、耳の位置が、足のくるぶしの前から一直線上にある状態です。

このタイプの人は、背骨が自然なS字カーブを描き、姿勢がよく、バストとヒップ

股関節が正しいと

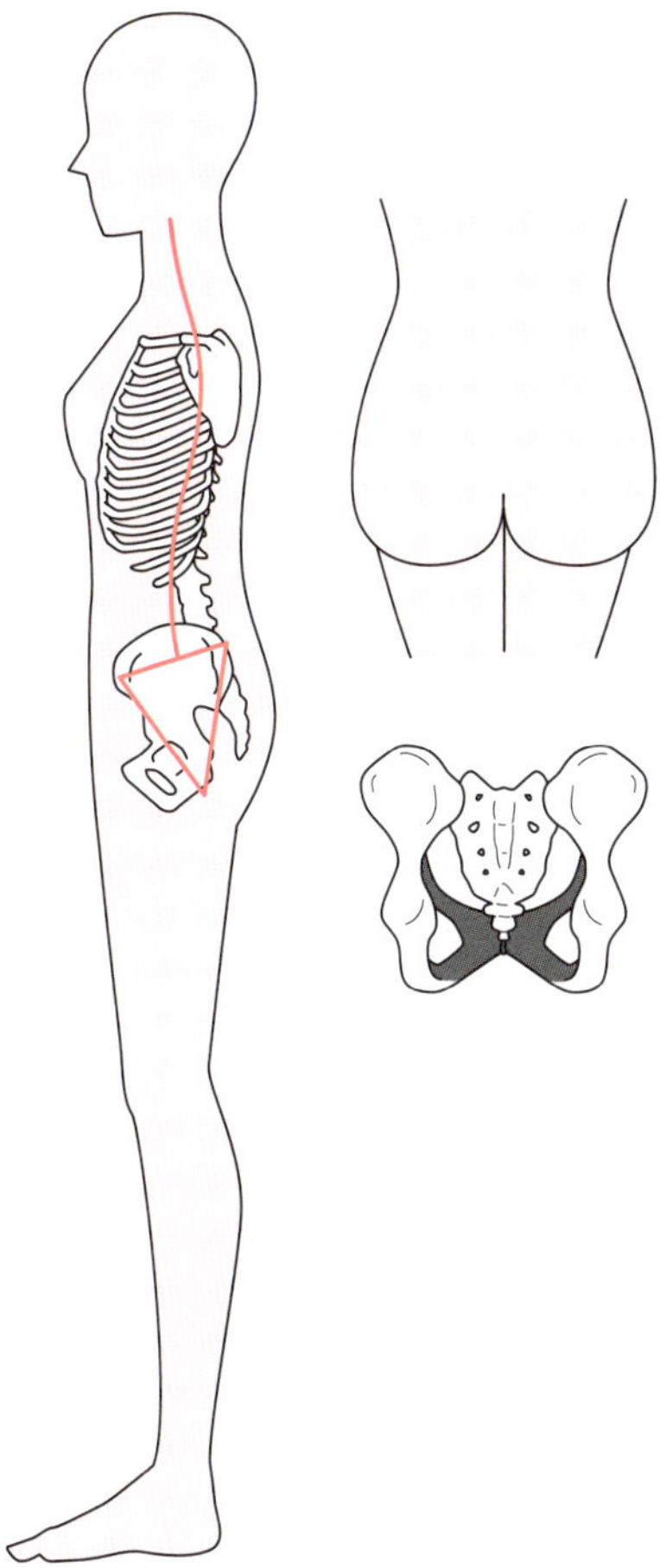

のトップが高いのです。

そして、脚がすらりとまっすぐに伸び、ウエストがくびれている理想的なスタイルをしているはずです。

あなたの股関節を判定します

1章の最初に試してもらった「50歩チェック」(22ページ)。

ここで、その結果から、あなたの股関節の状態を判定しましょう。

まずは、100ページの図を見て、あなたが50歩歩き終わり、目を開けたときの位置を確認してください。

あなたはどの位置にいましたか?

①前かがみタイプ　股関節がズレ、骨盤が前傾もしくは後傾した猫背タイプ。首が前に傾き、上半身が前かがみになりやすい。

②後ろ反りタイプ　股関節がズレ、骨盤が前傾していてあごが上がりやすいタイプ。

背中が反りやすく、ひざが曲がり、ひざ裏の筋肉が弱い。

③左重心タイプ　左の股関節に重心がかかりやすいタイプ。右より左の股関節まわりが硬く、太くなりやすい。

④右重心タイプ　右の股関節に重心がかかりやすいタイプ。左より右の股関節まわりが硬く、太くなりやすい。

⑤ノーマルタイプ　股関節が正しい状態にあります。

⑥ぐるりまわりタイプ　股関節が左右アンバランスなタイプ。右にまわる人は左脚の力が強く、左にまわる人は右脚の力が強いのが特徴です。

あなたの股関節はいかがだったでしょうか。
さあ、では次の章で、いよいよ、股関節を正しくするストレッチをご紹介しましょう。

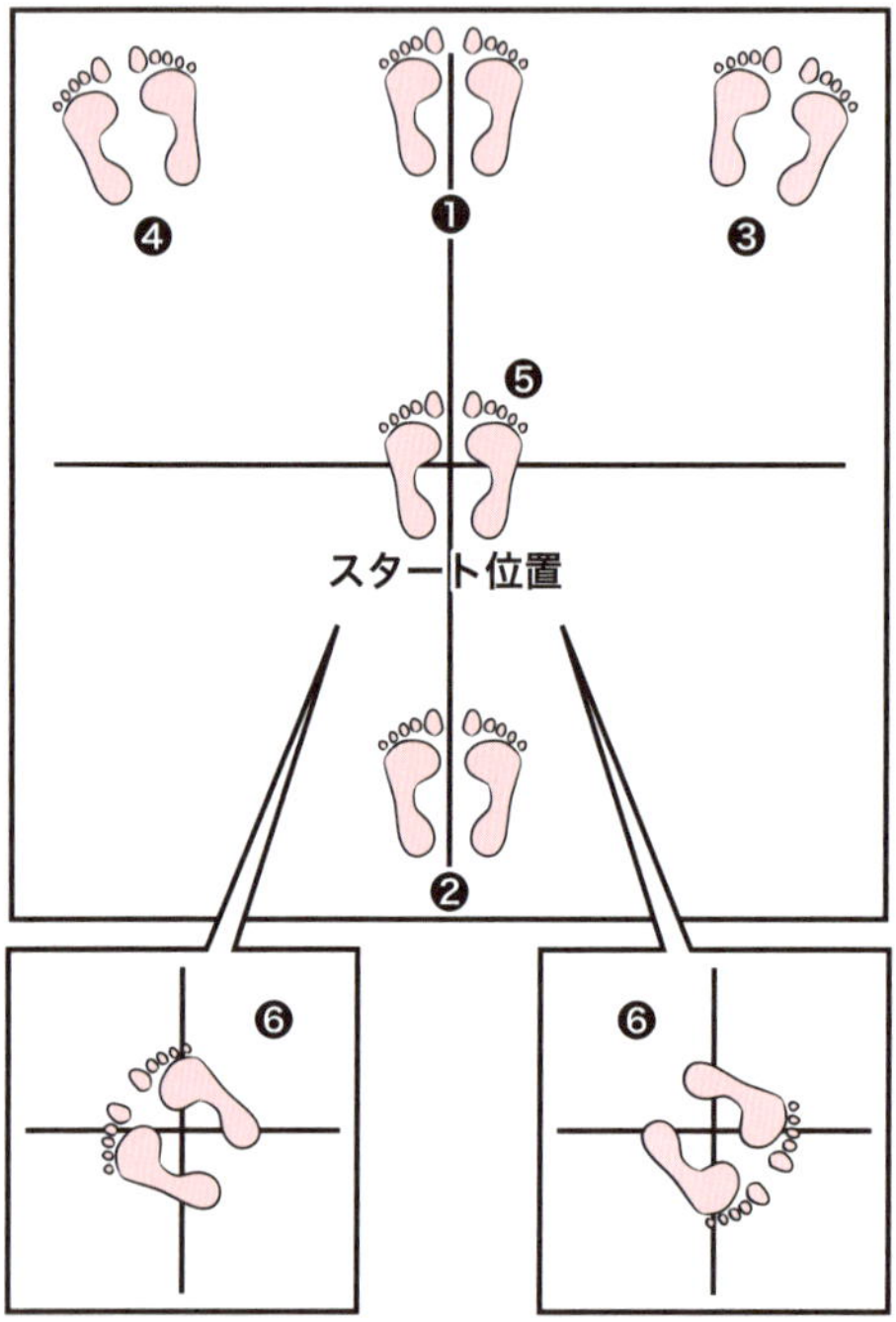

❶スタート位置からほぼまっすぐ前。足の向きはまっすぐか、左右に少しだけ傾いた状態。
❷スタート位置からまっすぐ後ろに下がった。足の向きはまっすぐか、左右に少しだけ傾いた状態。
❸スタート位置から右ななめ前。足の向きはまっすぐか、左右に少しだけ傾いた状態。
❹スタート位置から左ななめ前。足の向きはまっすぐか、左右に少しだけ傾いた状態。
❺スタート位置とほぼ同じ。足の向きも正面を向いている。
❻スタート位置とほぼ同じだが、足の向きが左右どちらかに傾いた状態。

3章

やってみよう 股関節体操！

――1日1分からのかんたんストレッチ

たった1回で驚くほどの結果が出ます

股関節をやわらかくするストレッチは多くの人が提案しています。でも、股関節をほぐして正しく整えるストレッチは、あまり知られていません。

本章では、わたしが45年間、美容家として12万人のからだを整えながら指導してきたストレッチのなかで、**とくに股関節を整え、からだ全体のゆがみを改善するために効果的なものを厳選してご紹介**します。

ストレッチは、ほとんどが、いつでもどこでも1分でできる、とてもかんたんなものです。

また、広いスペースや道具なども必要ありませんから、ベッドの上、オフィスのトイレ、また通勤している途中でできるものもあります。

集中してパソコンに向かっていて背筋が丸くなっていた、電車のなかでスマホの画面に熱中してずっとうつむいていた、など、気づいたときに、さっとゆがみを解消してあげましょう。

じっさいストレッチを行うと、その場でからだが内側からぽかぽかと温かくなるだけでなく、こりや痛みがぐっとやわらぎ、からだが軽くなります。

それだけではありません。

わたしのサロンでは、**たった1回で太ももが2センチダウンしたり、ウエストが4センチもマイナスになった人も**います。

あなたも試してみれば、どれほど股関節のゆがみが、からだやスタイルに悪い影響を与えていたか、すぐに実感できるはずです。

すると、「よし、もっとやってみよう」という気になるでしょう。

最初は、行っていて「気持ちいい」と感じるものや、効果が実感できたものだけでいいのです。

いくつか選び、できるだけ毎日続けてみてください。

ポイントを押さえれば効果が倍増する！

「理想の股関節」にクセづけするための体操には、ポイントがあります。

それは、基本の姿勢です。

股関節に重力の負担をかけないよう、正しい姿勢を維持しながらストレッチをすることで、からだが自然に理想の状態を覚えていきます。

基本の姿勢のポイントは、大きく3つあります。

ひとつ目は、恥骨《ちこつ》を前に押し出すことです。

やってみても「わかりにくい」という人が多いので、わたしはいつも「自分のお尻のしっぽの部分にある、尾骨《びこつ》を前に押してみてください」といいます。

尾骨を後ろから押して、両ももののつけ根がピンと伸びていれば「恥骨が前に出た」状態です。

ただし、恥骨は突き出しても、おなかもつられて前に出ないようにしましょう。

ふたつ目は、前傾姿勢にならないことです。

ねこ背で、肩が前に丸く入り込んでいるままストレッチをしないようにしましょう。

立っている姿勢を真横から見たとき、耳の位置が、足のくるぶしの前から一直線上にあるのが、正しい股関節の状態です。

このとき、恥骨は前に押し出され、肩は後ろにすっと引かれているはずです。

また、股関節が正しく、前傾していないからだでは、胸郭《きょうかく》は上に持ち上がり、首もまっすぐ上に伸びます。

3つ目は、両足のあいだをこぶしひとつ分くらい開いて立つことです。

足をぴったりくっつけてしまうと、股関節の正しい位置よりも、ひざが内側に入ってしまいます。そのため、足と足のあいだを空けるようにしてほしいのです。

また、足の外側のラインが前に向かってまっすぐになる、つまり、みなさんが考えるよりも、ほんの少し内股ぎみになるのが、正しい股関節と足の位置です。

いくつかのストレッチでは、「足の中指と薬指がまっすぐになるよう」と表現していますので、足の位置にも気をつけてみてください。

最初のうちは、意識しないとできないかもしれません。でも、自然にこの姿勢になれるよう、ストレッチでクセづけしていきましょう。


ストレッチは「右手→左手」「右脚→左脚」のように、片方ずつ順番に行いましょう。なぜなら、**両方いっぺんに行うより、片方ずつ行うほうが筋肉を十分に伸ばすことができる**からです。

また、とくに最初のうちは、できるだけ自分の姿を鏡に映して行いましょう。「50歩チェック」をするまで、自分の股関節のゆがみには気づけなかったように、ちょっとした姿勢のズレなどは、なかなかわかりにくいもの。

正しい姿勢をとっているつもりでも、鏡のなかの自分の姿を見たら「全然違う！」というのはよくあることです。

せっかくストレッチをするなら、ひとつの動きからも最大限の効果を得られるようにしたいものです。

鏡で自分の姿を見ると、もうひとつ、いいことがあります。

それは、ストレッチ前後のからだの違いを、目でしっかり確認できること。

「あっ、こんなにお尻が上がった」

「ウエストがすっきりした」

などと、その効果がわかれば、モチベーションもあがります。

ぜひ、試してみてください。

きほんの股関節ストレッチ

まずは、基本の股関節ストレッチをご紹介します。

横になった姿勢のストレッチから、座った姿勢でのストレッチ、そして立った姿勢のストレッチと順番にご紹介しています。

寝た姿勢のストレッチでむりなく股関節をほぐしクセづけ、それを立ちの姿勢でもできるようにもっていくプログラムです。

もちろん、どのストレッチから始めても効果はあります。ただし、現在、ひざや股関節など、どこかに不調や痛みがあるかたは、寝た姿勢のストレッチから始めてください。

これらの**ストレッチは、夜寝る前に行うとより効果的**です。

わたしたちは夜眠っているあいだに、ゆがんだ骨格を、寝返りを打ちながら調整をしています。

そのため、夜、寝る前にストレッチを行い、股関節をはじめとする骨格を整えれば、からだはよりスムーズにゆがみを解消してくれるでしょう。

また、**関節が整い、筋肉がやわらかくなると、からだの負担が減って睡眠が深く**なります。

関節や筋肉のこわばりがなければ、血液やリンパなどの体液の流れも促されますから、細胞に栄養が行き届き、眠っているあいだのからだの修復が、ぐんとスピードアップされるはずです。

もちろんストレッチは、寝る前だけでなく、朝起きたときや日中など、気づいたときにいつでも行ってかまいません。

出かける前に行えば、股関節が整い、からだが軽くなります。

さらに、関節が正しい状態で1日をスタートすれば、集中力も増し、元気に活動できるでしょう。

また、家事や仕事の合間などに行えば、気分転換にもなりますし、ちょっとしたゆがみをすぐに解消することができるはずです。

股関節ほぐし

股関節をほぐしてゆがみを解消します。

さらに、横になって行うため、背骨まわりの緊張もほぐれ、同時に、ひざ関節とひざ裏までゆるめます。

（基本姿勢）

あお向けになり、肩や背中の力を抜いてリラックス。おなかだけ引き上げておきましょう。

両足のあいだはこぶしひとつ分くらい空け、つま先を天井に向けます。足の中指と薬指がまっすぐ上を向くようにしましょう。

これが、股関節をゆがませない、正しい足の位置です。座ったときだけでなく、立っているときも、この位置を意識しましょう。

ストレッチを行う脚と同じ側の手をおなかに乗せ、反対の手を背中のくぼみに差し入れます（ここでは右脚からスタートするため、右手をおなかの上に乗せます）。

おなかの上の手は、つねにおなかを意識するために置き、また、差し入れた左手に背中をあずけることによって、背中の緊張をやわらげます。

効果

股関節が整い、脚がまっすぐになります。また、関節のつまりが解消されるため、リンパの流れが促され、太ももがすっきりと細くなります。

股関節ほぐし

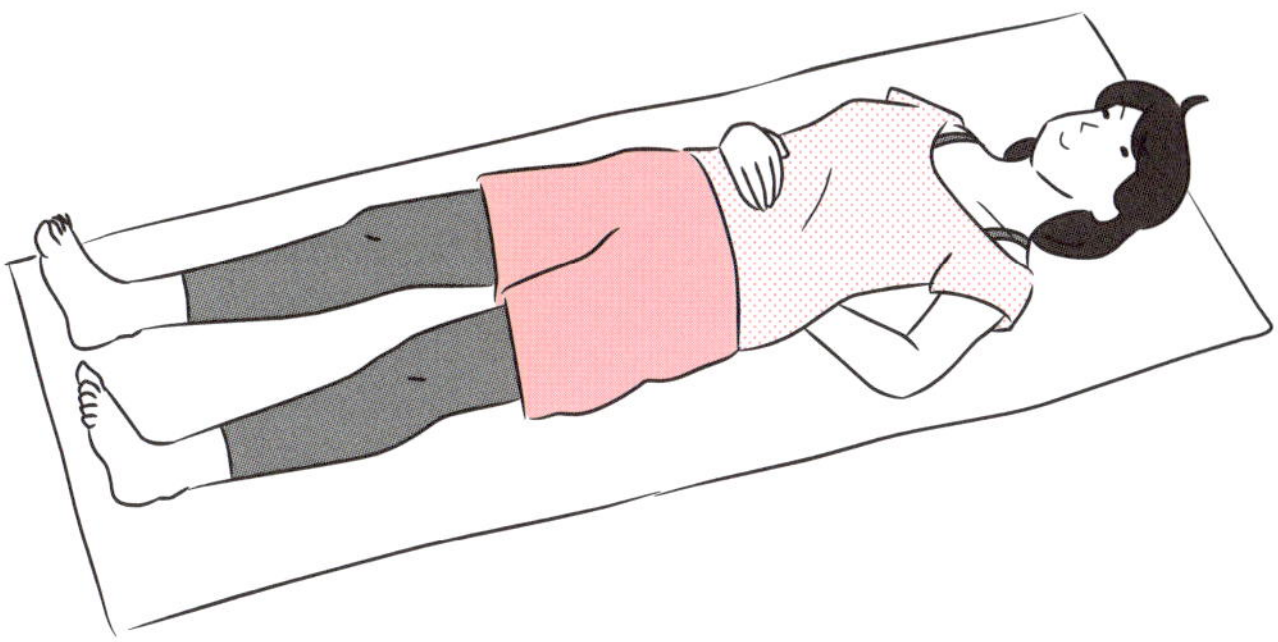

❶基本姿勢をとります。

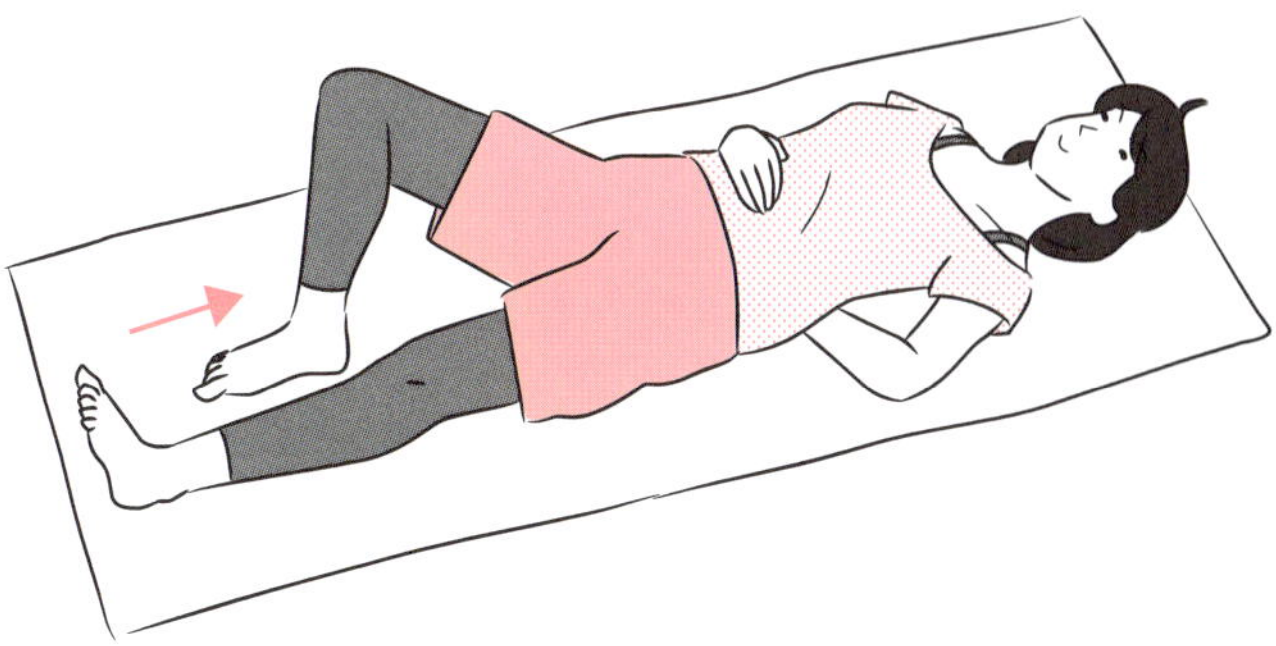

❷右足の裏を床につけたまま、
ゆっくりと右ひざを曲げます。

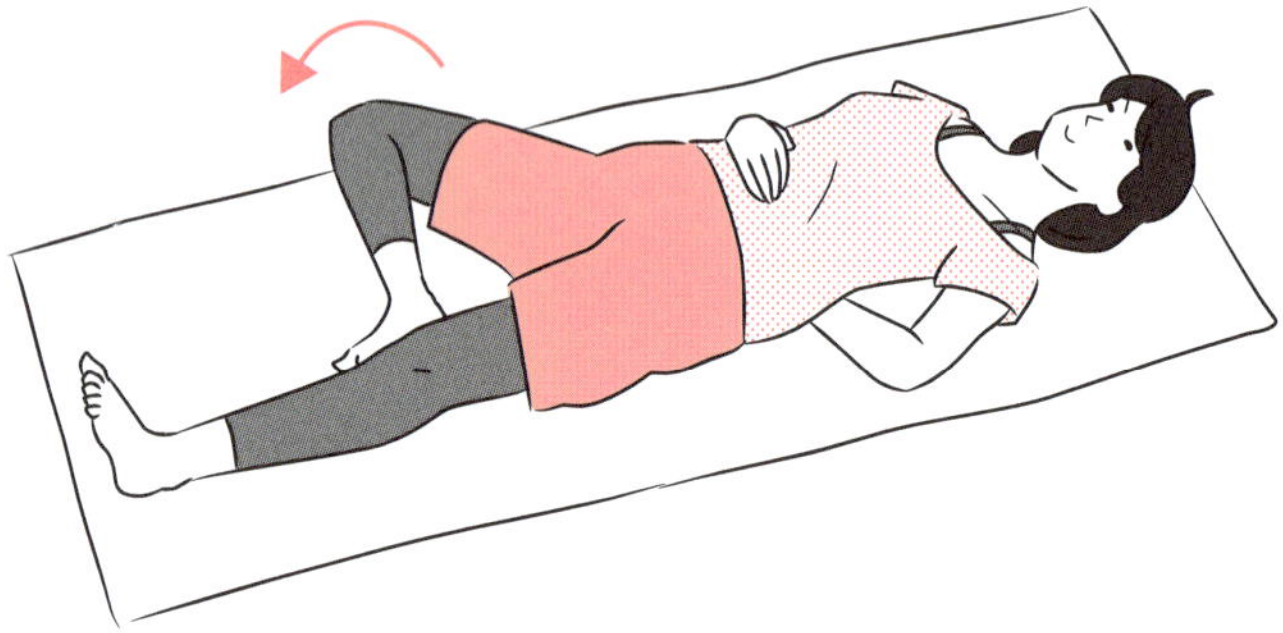

❸右の足が左脚のひざあたりに来たら、右ひざをパタンと外側に脱力させるようにして倒します。

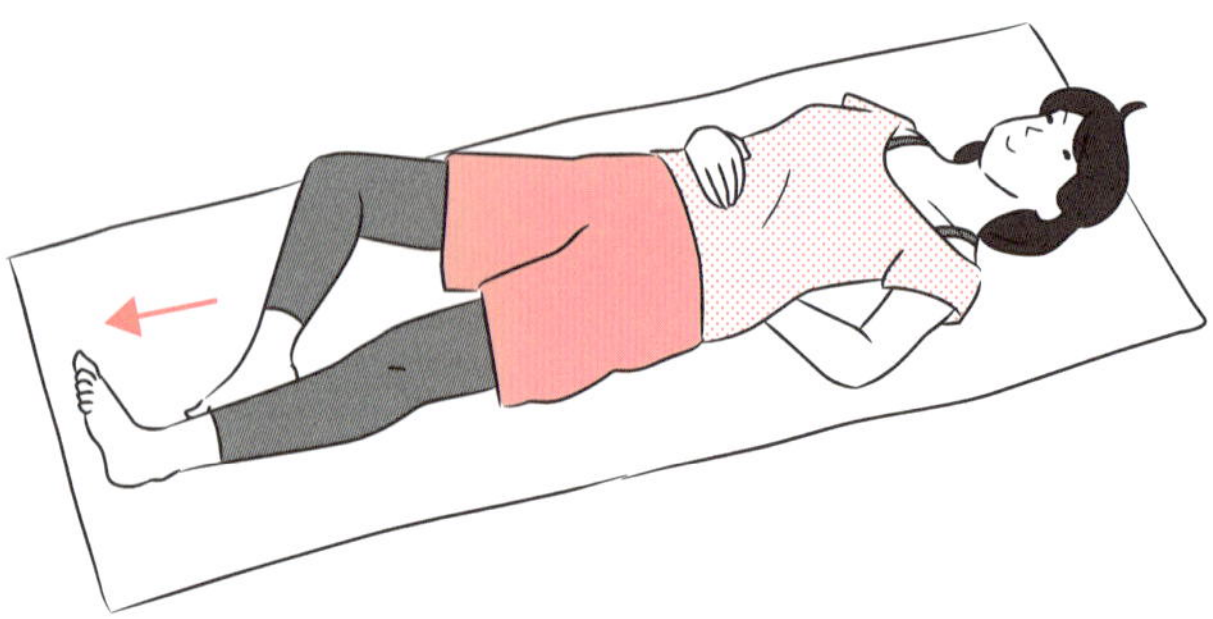

❹右足の裏を左脚の内側につけ、左脚に沿わせながら、足先に向けてゆっくりと下ろしていきます。

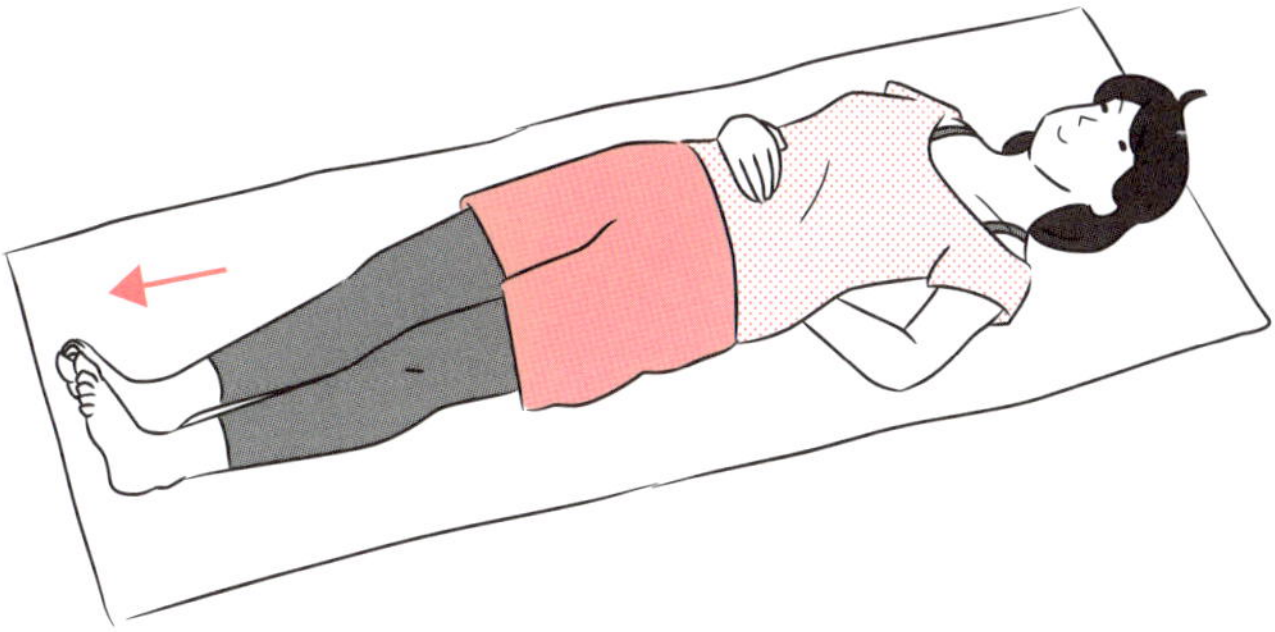

❺右足のかかとで左足のかかとをこする
ようにして、脚を伸ばしきります。

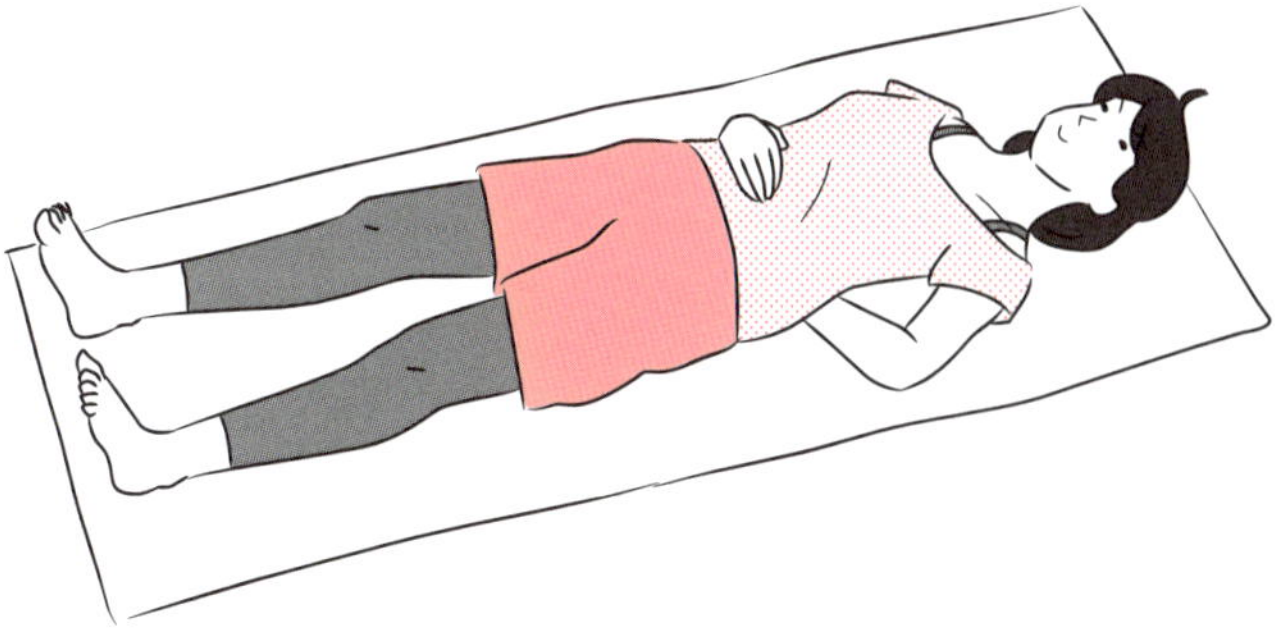

❻脚を戻し、両脚がそろったら終了です。
ここまでを5回行います。手と足を替え
て、反対側も同様に行いましょう。

お尻たたき

股関節にとって、両足をぴったりくっつけるのは、楽な姿勢ではありません。「お尻たたき」は、両足を肩幅程度に開いて行い、無理なく股関節をほぐしてくれるストレッチです。

また、太ももの裏にある抗重力筋を刺激することで、連動しているからだのほかのパーツの抗重力筋も目覚めさせ、正しい姿勢を維持しやすくします。

(基本姿勢)

うつぶせになり、足を肩幅程度に開きます。

ひじを床について、両手首を合わせ、両手で「Vの字」をつくります。人差し指から小指までの4本指であごを軽く支えます。

そして、この姿勢の一番のポイントは、恥骨を床に押しつけること。恥骨をぐっと床につけているときに、股関節は正しい位置にあります。立っているときでも、この位置をキープできるよう、このストレッチでクセづけしましょう。
またできるだけ、足の裏をぎゅっとしぼったバレリーナのような足をつくると、抗重力筋がさらに刺激されます。

効果
太もも裏の抗重力筋が働き、ヒップをぐっと持ち上げてくれます。また、太もも裏の抗重力筋がまっすぐに伸びるため、脚が長くなる人も少なくありません。

お尻たたき

❶基本姿勢をとります。

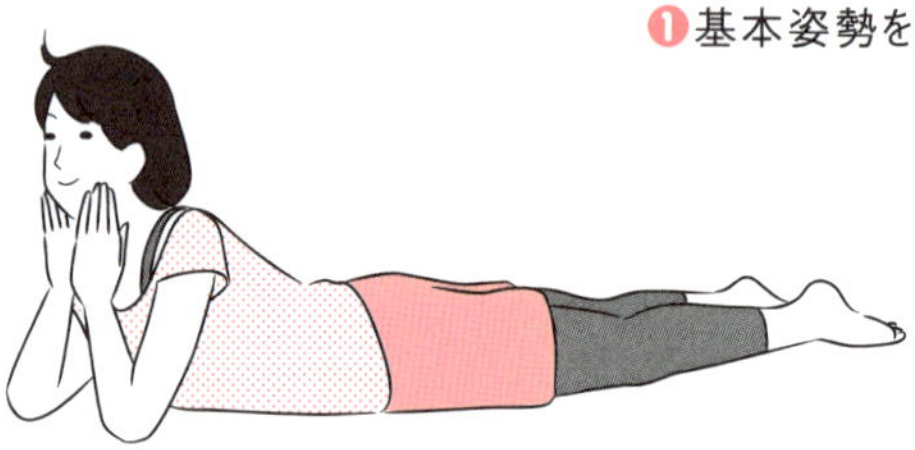

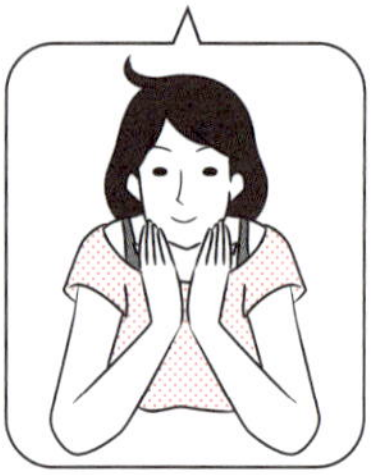

❷片方のひざを曲げます。

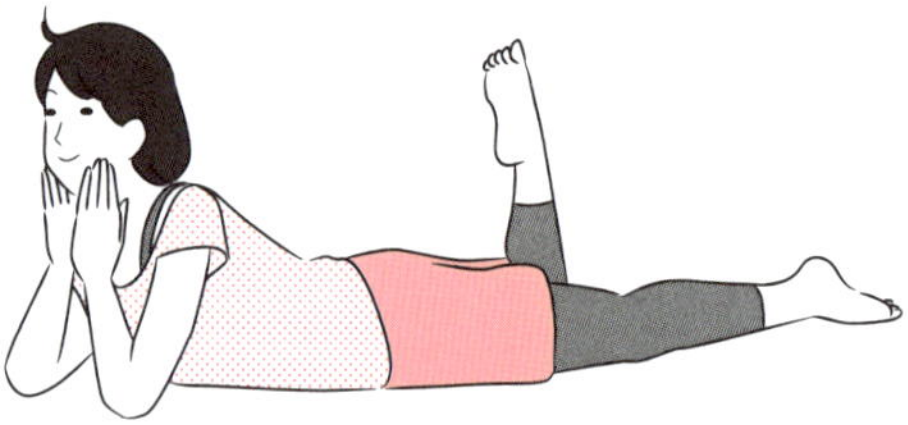

❸かかとを伸ばす→つま先を伸ばすを3回ほど繰り返し、足をほぐしておくと、ストレッチの効果が高まります。

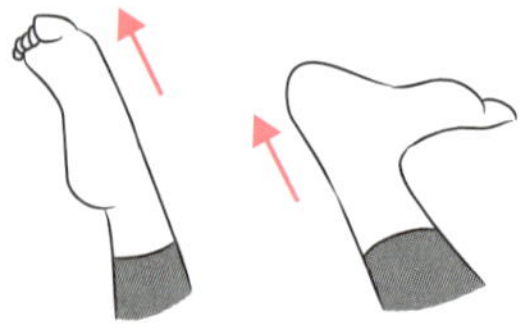

❹かかとでお尻を叩くように「1、2、3、4、5」とリズミカルに当てます。かかとがお尻に当たると同時に、足先がまっすぐになるようにしましょう。

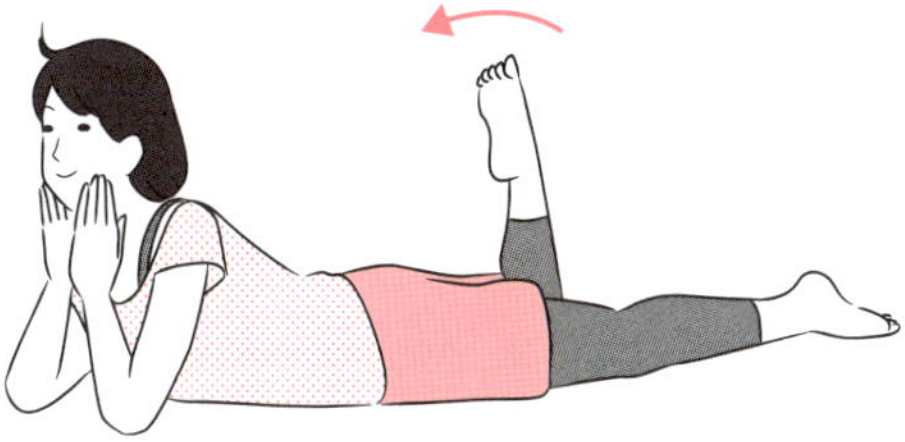

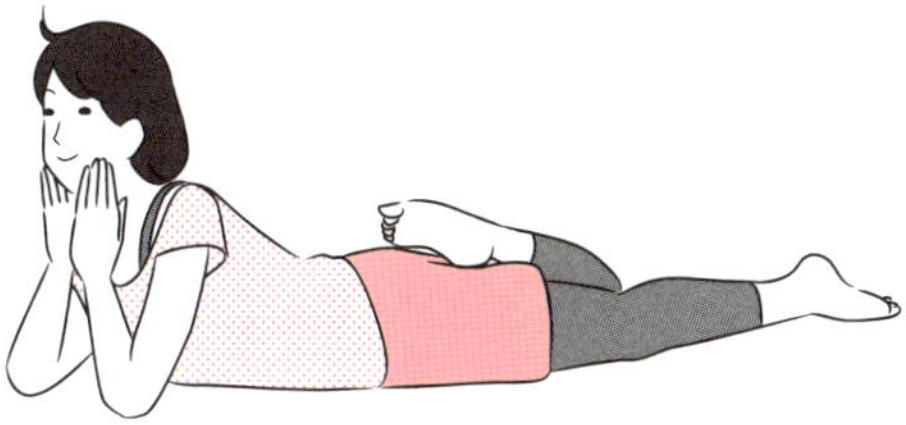

❺終わったら、恥骨を床に押しつけ、おなかを引っ込めて、胸いっぱいに深呼吸します。ここまでを、あと5回繰り返します。姿勢を維持しながら、反対の脚も同様に行いましょう。

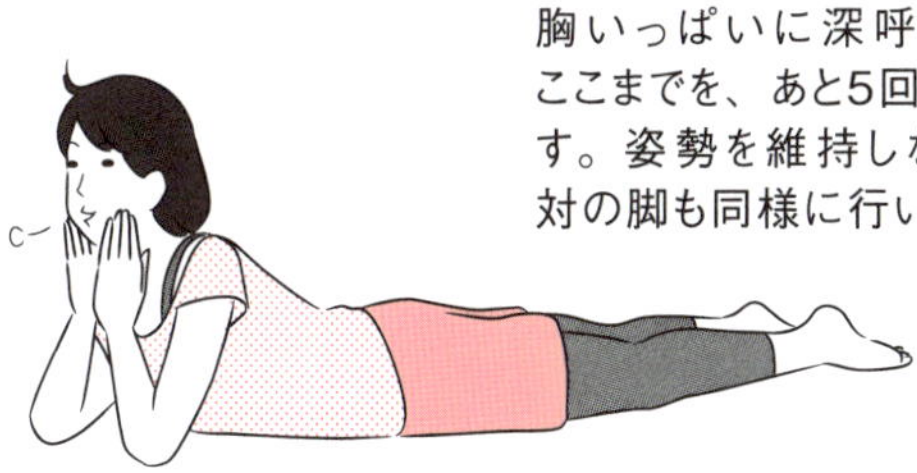

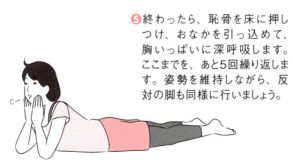

うつぶせ股関節ほぐし

股関節が広がっている人に効果的なストレッチ。うつぶせになることで、股関節に体重の重みがかかり、よりしっかりと股関節を正しい位置に導きます。

（基本姿勢）

うつぶせになり、ストレッチを行う脚の方向に顔を向けます。両足は肩幅程度に開き、両手のひじを曲げて、顔のそばに置きます。肩の力を抜いてください。股関節を正しく導くため、かかとは天井に向けてください。

効果

股関節と骨盤のゆるみが解消し、正しい位置になるため、ウエストが締まり、ヒップが丸くキュッと盛り上がります。また、骨盤がしっかりと立つため、背骨が伸びて正しい姿勢になりやすくなります。

うつぶせ股関節ほぐし

❶基本姿勢をとります。

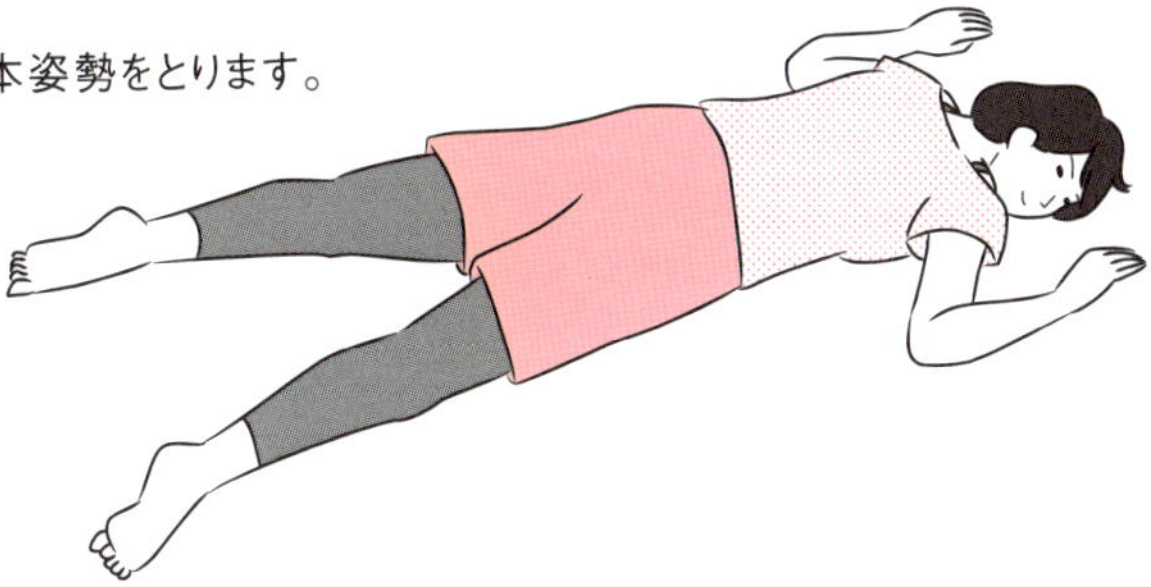

❷片脚のひざを曲げます。

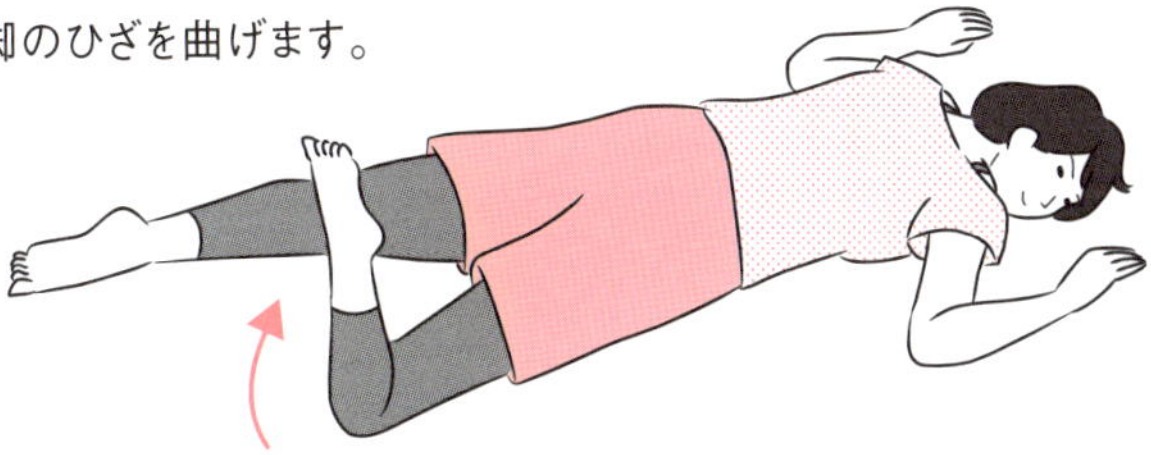

❸ひざから下を内側に倒して床につけます。

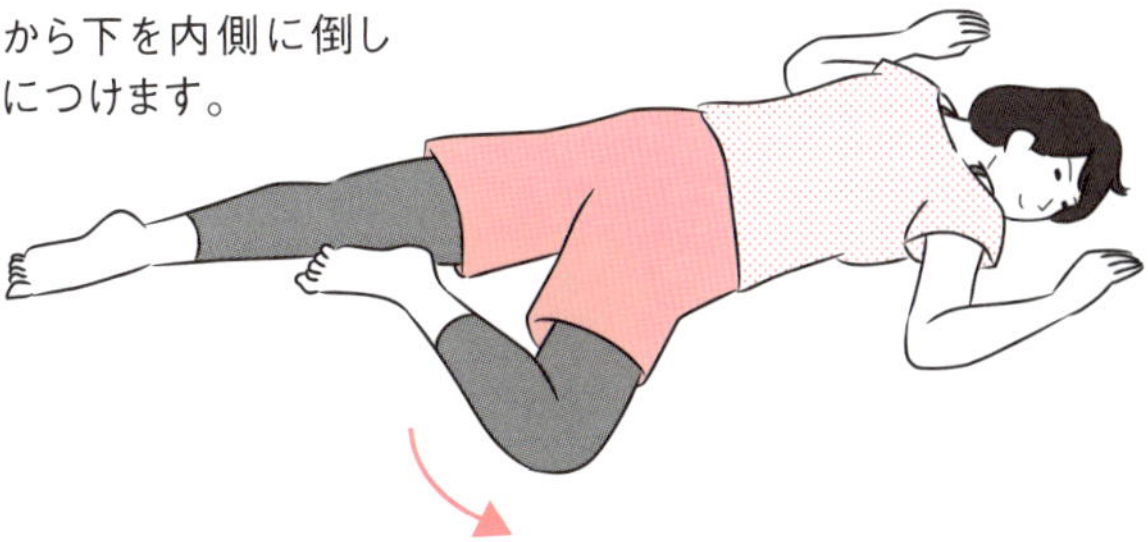

❹倒したひざをできるだけ自分の胸近くまで引き上げます。ひざを引き寄せようとすればするほど、姿勢が崩れやすいので、恥骨を床にしっかり押しつけることを意識しましょう。

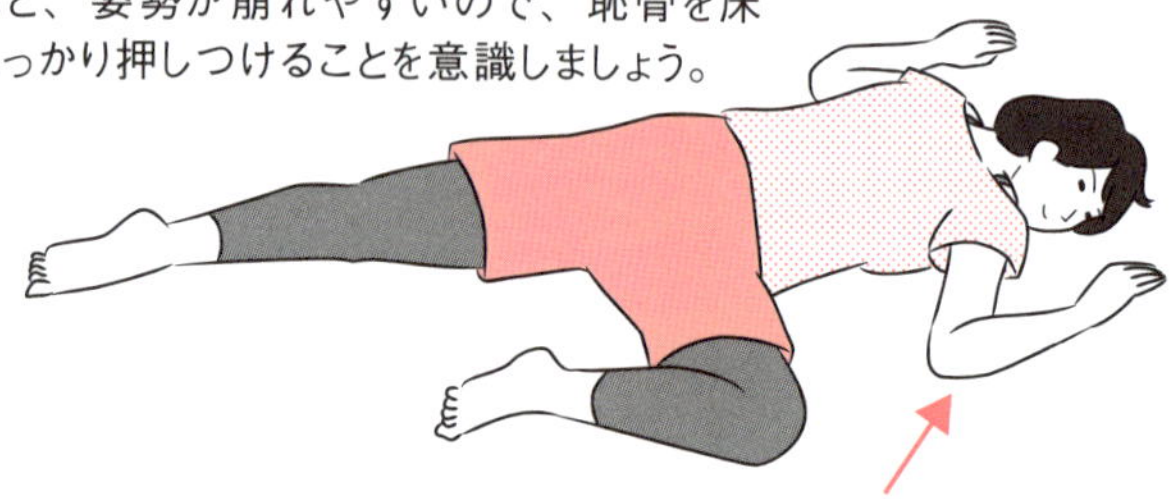

❺これ以上、引き上げられない位置に来たら、外側に円を描くように、ゆっくりと足を下ろし、足裏を反対の脚のひざの横につけます。

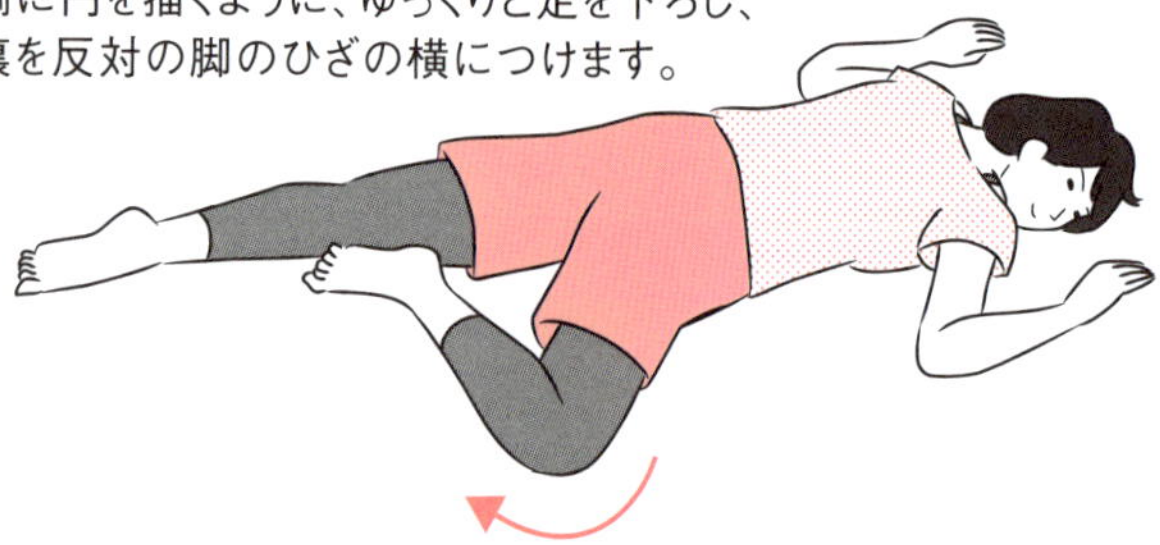

❻脚の内側に沿わせながら、ゆっくりと足を下ろしていきます。

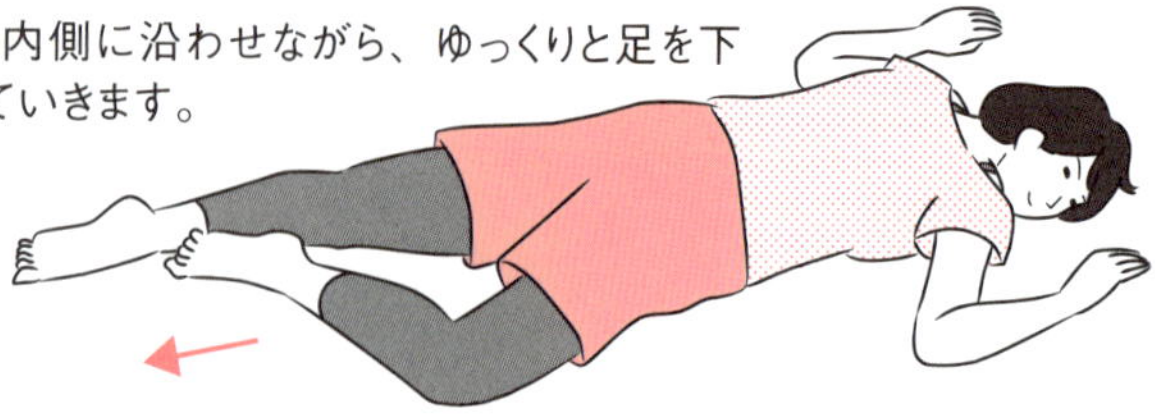

❼最後はかかと同士をすり合わせるようにして下ろし、完全に脚を伸ばしきります。

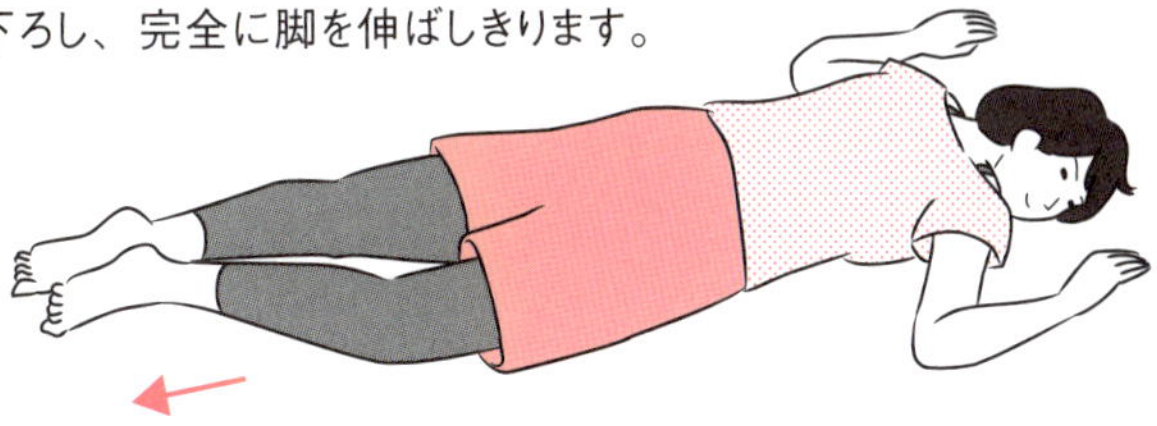

❽かかとを天井に向けたら、脚を開いて元の姿勢に戻します。ここまでを3回行います。顔の向きを替えて、反対の脚も行いましょう。こちらも3回行います。

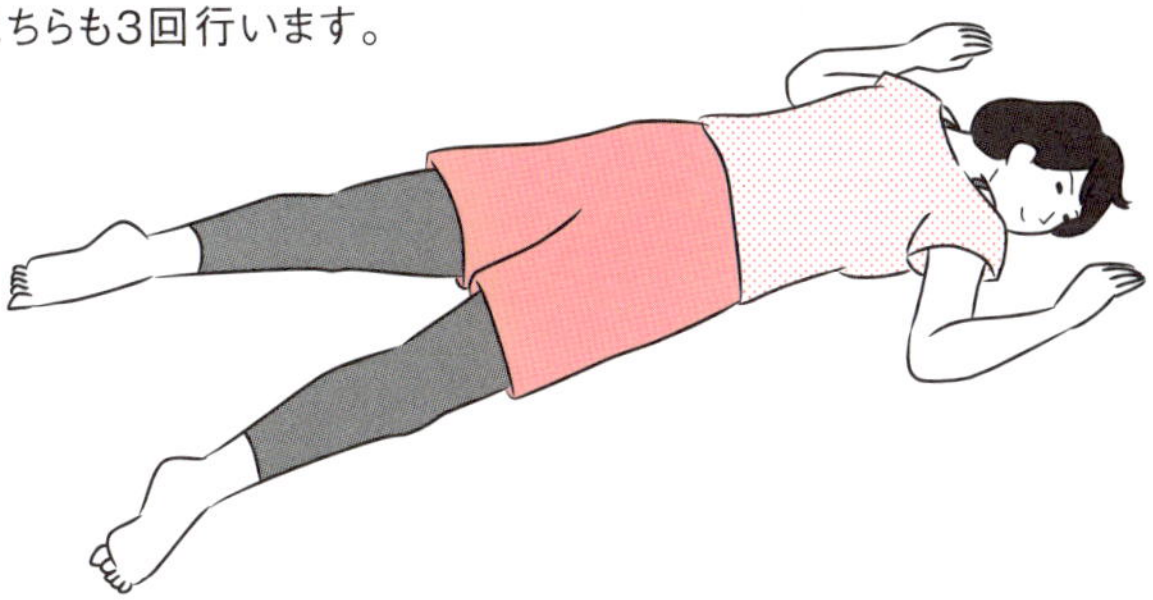

ひざ裏たたき

ひざの裏を、トントンとリズミカルに刺激することで、こわばったひざ裏、太もも裏、ふくらはぎの筋肉をほぐします。

また、縮こまったひざ関節をほぐし、ひざがまっすぐに前を向く正しい状態に導きます。

〈基本姿勢〉

①壁に背をつけて座り、おなかを引っ込めて、背筋をまっすぐに伸ばします。

②座るときに、片方ずつ、お尻のお肉を背中に向けて持ち上げ、坐骨《ざこつ》が床に当たるようにすると、背筋がしっかりと伸びます。手を熊手のように開くと、お尻全体の肉をつかみやすくなります。

③両脚は前に伸ばし、左右の足のあいだをこぶしひとつ分くらい空けて、足の中指と薬指がまっすぐ上を向くようにします。

ひざ裏たたき

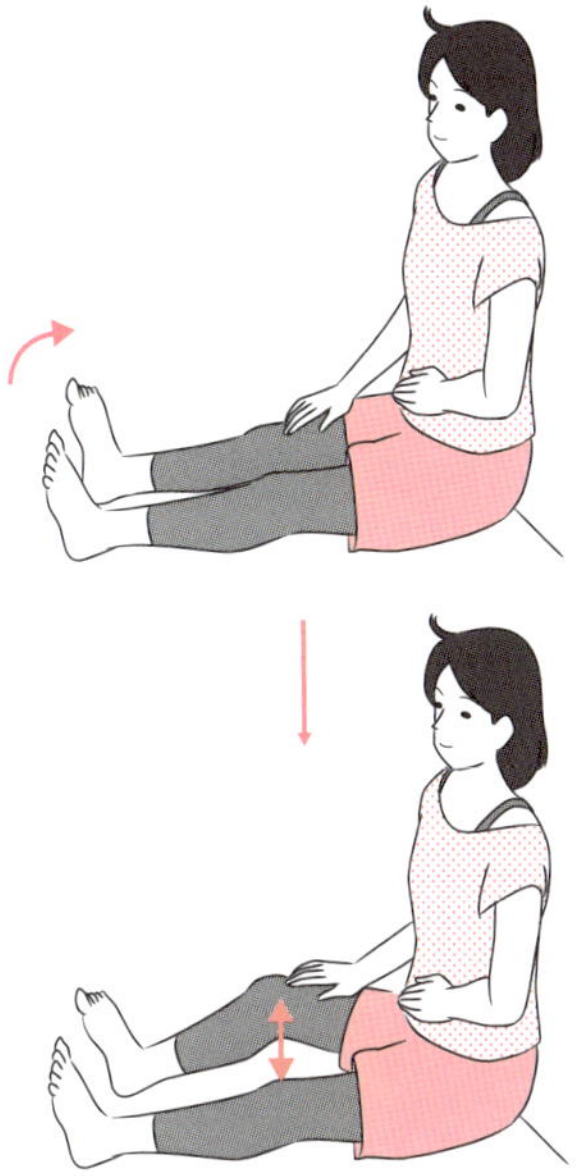

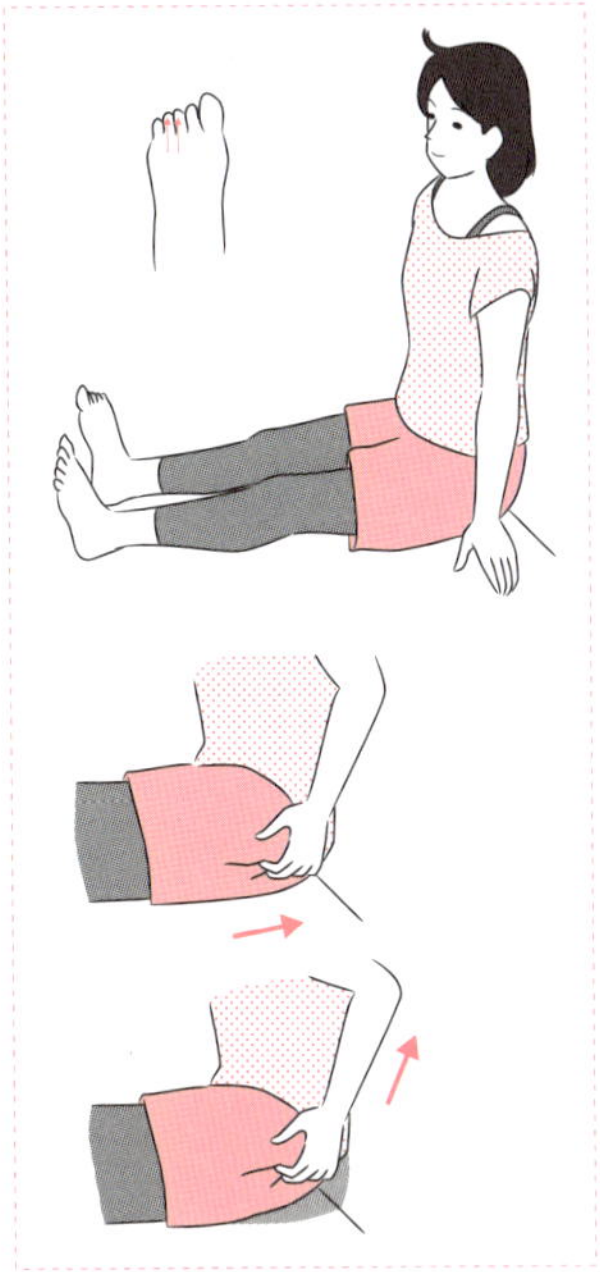

基本姿勢

❶まず、基本姿勢をとります。行う脚のほうの太ももに同じ側の手を置き、反対の手はおなかに置き、おなかが出ないよう気をつけます。行う脚を15～30度開きます。
↓
太ももに力が入らないように気をつけて「1、2、3、4、5」とリズミカルにひざ裏で床を叩きます。振動させるように素早く行うのがコツ。5回1セットで3セット行います。

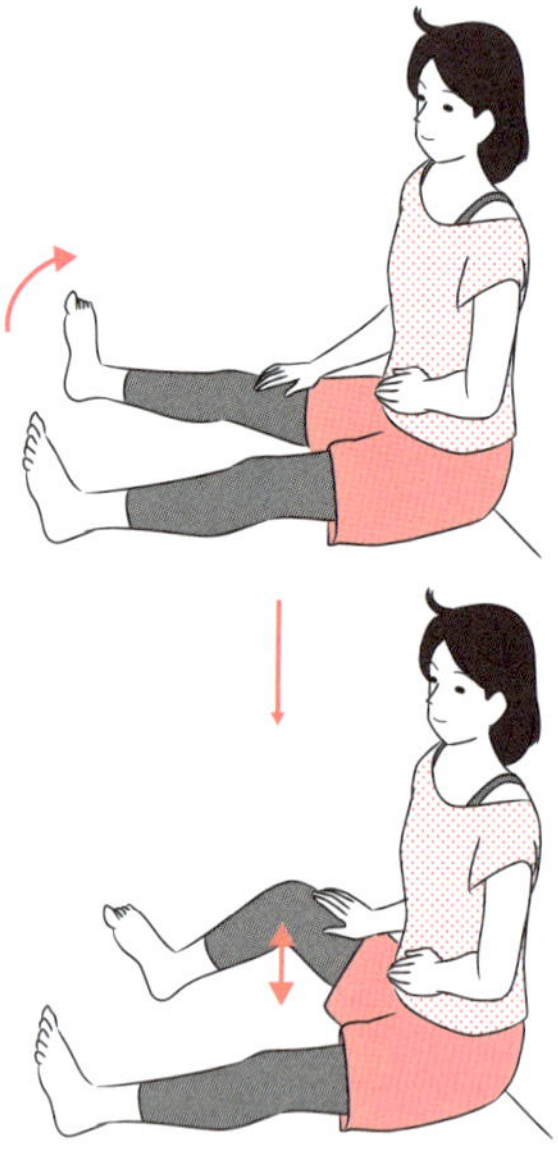

❷次に、反対の脚との角度が 30 ～ 45 度程度になるくらい脚を開きます。

↓

同じようにひざ裏たたきを行います。

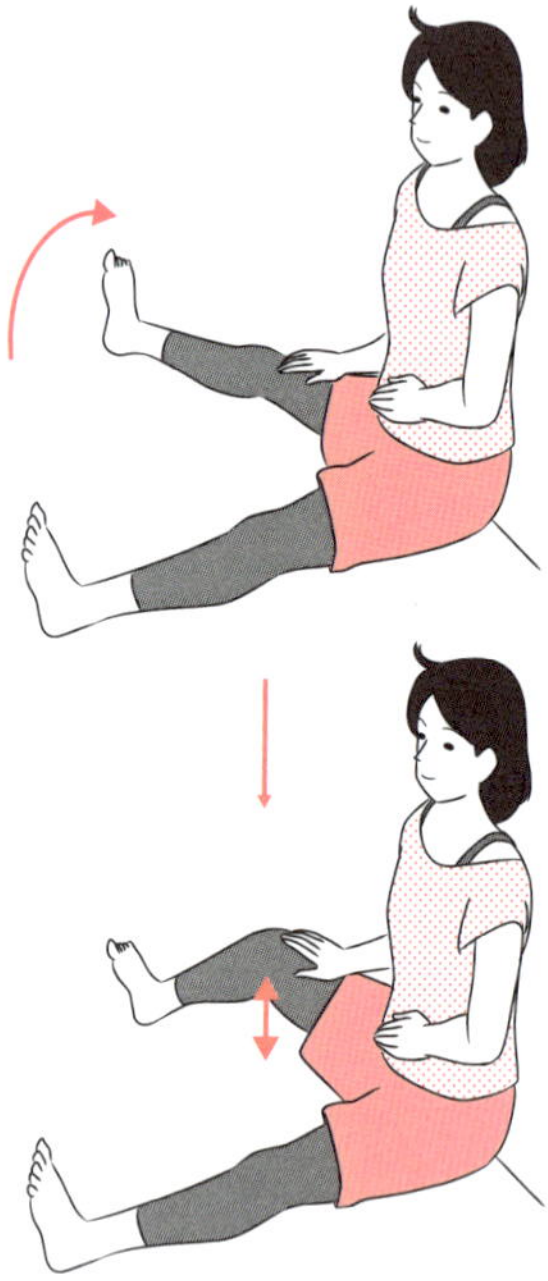

❸続けて、45 ～ 60 度に開きます。

↓

同様に行いましょう。

床をするようにして脚を元の位置に戻し、手の位置を替え、反対側も行います。

効果

血管やリンパを刺激し、流れを促すため、脚がすっと細くなります。また、ひざがまっすぐ上に向くように整えるため、O脚などの脚のゆがみにも効果的です。さらに、ひざ裏が伸びることで脚が長くなります。

ひざほぐし＆かかとまわし

手にひざを当てる動きで、ひざの感覚を活性化できます。また、このストレッチではひざをまっすぐ上にあげることができるため、股関節や脚が「正しい位置」を認識しやすくなります。

また、円を描く動作を加えることで、同時に股関節をほぐして整えます。

（基本姿勢）

壁に背をつけて座り、おなかを引っ込めて、背筋をまっすぐに伸ばします。

座るときに、片方ずつ、お尻のお肉を背中に向けて持ち上げ、座骨が床に当たるようにすると、背筋がしっかりと伸びます。

手を熊手のように開くと、お尻全体の肉をつかみやすくなります。

両脚は前に伸ばし、左右の足の間をこぶしひとつ分くらい空けて、足の中指と薬指がまっすぐ上を向くようにします（123ページの「ひざ裏たたき」の基本姿勢をご参照ください）。

効果

ひざまわりを効率的に刺激するため、こわばって固まっていた、ひざ上がすっきりするはずです。また、股関節や脚が正しくあろうとするため、歩き方も整います。

ひざほぐし&かかとまわし

❶基本姿勢は「ひざ裏たたき」と同じです。片方のひざの 10 センチくらい上に手のひらをかざします。もう一方の手は、おなかに当てておくと、おなかを意識しやすいでしょう。

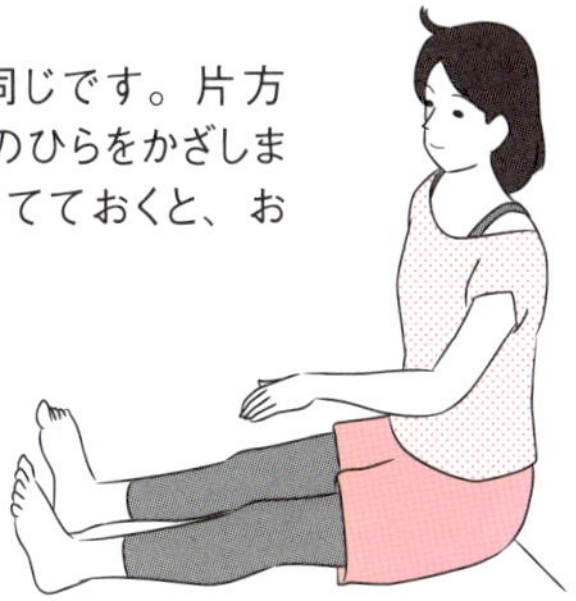

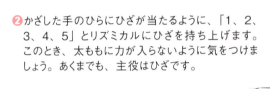

❷かざした手のひらにひざが当たるように、「1、2、3、4、5」とリズミカルにひざを持ち上げます。このとき、太ももに力が入らないように気をつけましょう。あくまでも、主役はひざです。

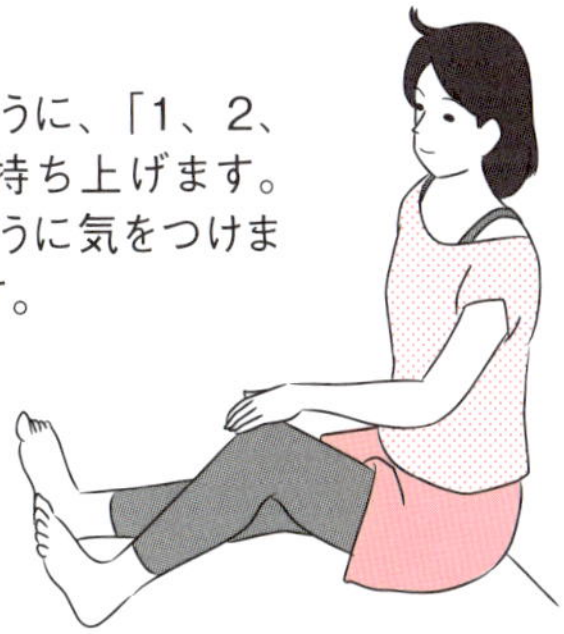

❸一度、ぐーんとかかとを伸ばします。かかとが床から浮くくらい伸ばすのが理想です。ここまでを1セットとし、2セット行いましょう。

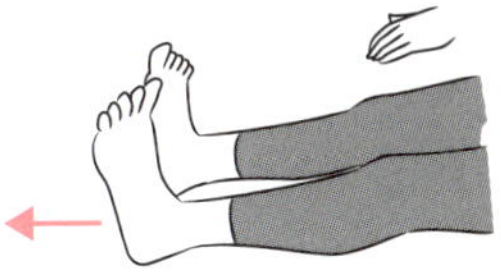

❹次に、かかとで床に直径 20 センチくらいの半円を描きます。股関節から脚を動かして外まわし（内から外に向けて）に半円を描きましょう。

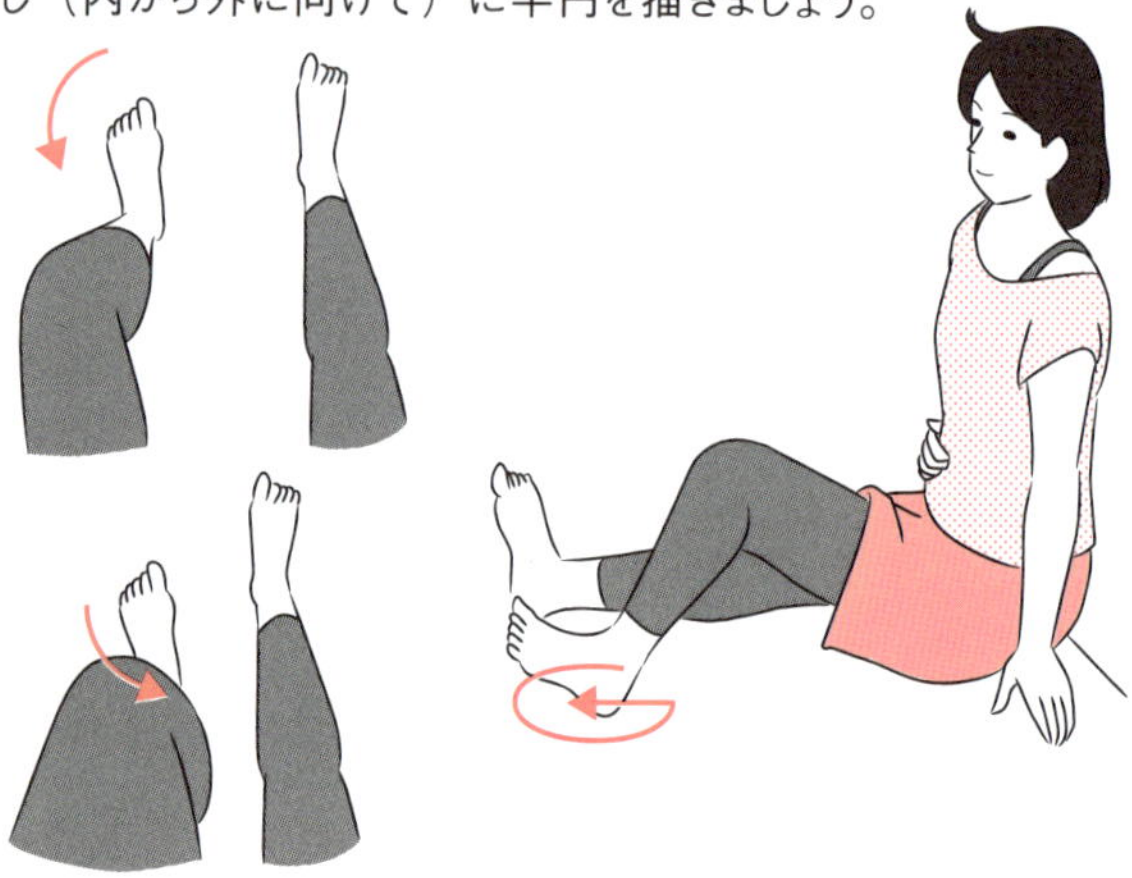

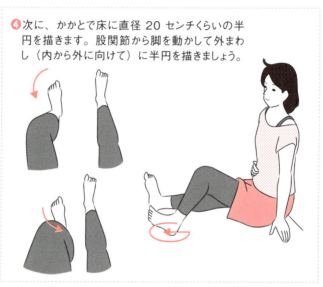

❺かかとの位置が元に戻ったら、ストンと脚を伸ばします。脚を伸ばしたとき、かかとが床から1センチ以上浮くことを意識して、ひざ裏を伸ばします。ここまでを3回行います。

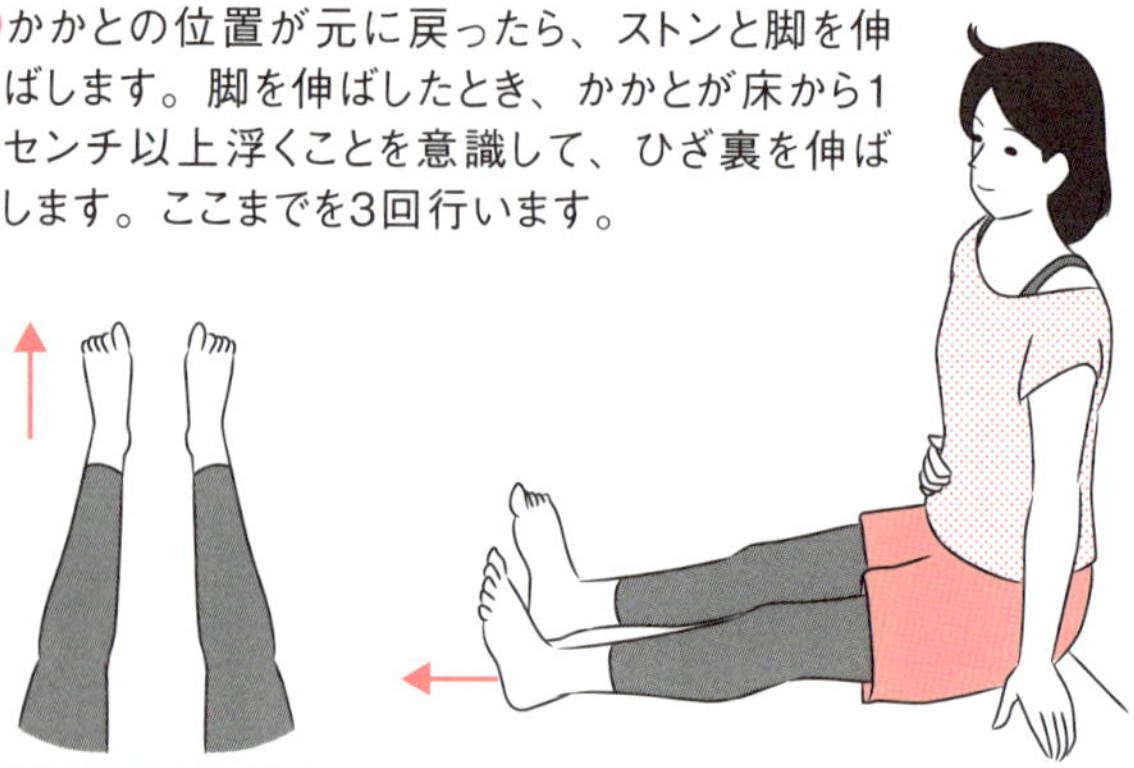

❻次は、かかとで直径が 40 センチくらいの、少し大きめの半円を同じように描き、ひざを伸ばします。ここまでを3回。ひざがまっすぐ上を向いたまま、円を描くようにしましょう。

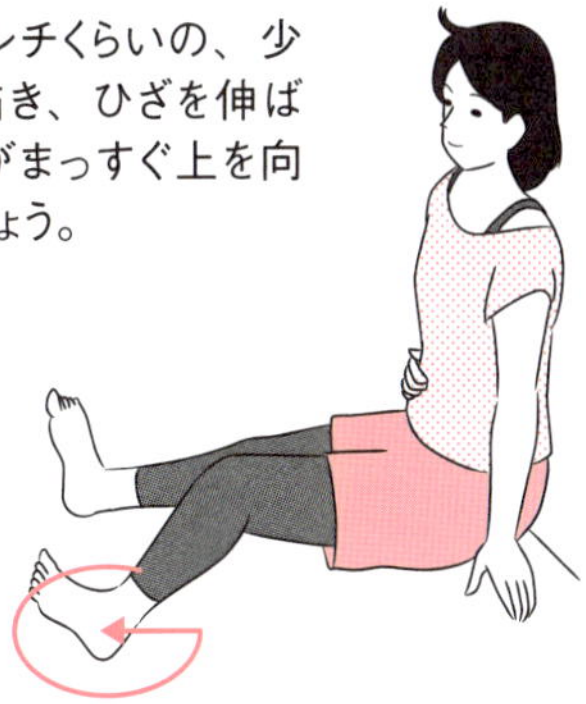

❼さらに、かかとでできるだけ大きな半円を描き、ひざを伸ばします。こちらも3回行います。左右の手を替え、反対側も同じように行います。

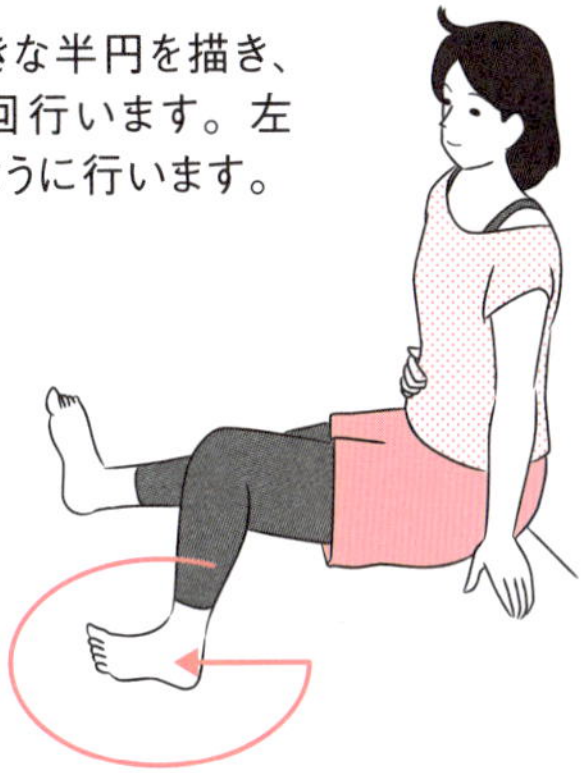

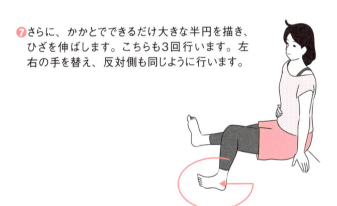

股関節まわし

股関節と骨盤を構成する骨をつなぐ筋肉や腱をほぐし、正しい位置に収まるように導きます。

また、腸や子宮などの働きも活性化します。

〈基本姿勢〉

肩幅よりも広めに両足を広げて立ちます。足の指を全部持ち上げ、かかとに体重がかかるようにします。

そして、このストレッチを行うときの最大のポイントが、恥骨を前に押し出すこと。おなかは引き上げて、太もものつけ根に両手を添えます。

股関節まわし

❶基本姿勢をとります。脚のつけ根で、床と水平に円を描きます。ストレッチを始める前に、可動域がどのくらいか、脚のつけ根を「前に」「右横に」「後ろに」「左横に」と、順番に突き出し、確認しておくとやりやすいでしょう。

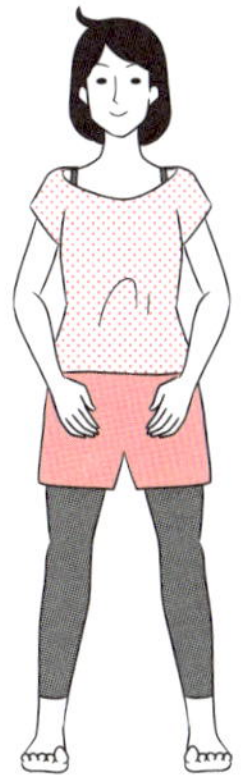

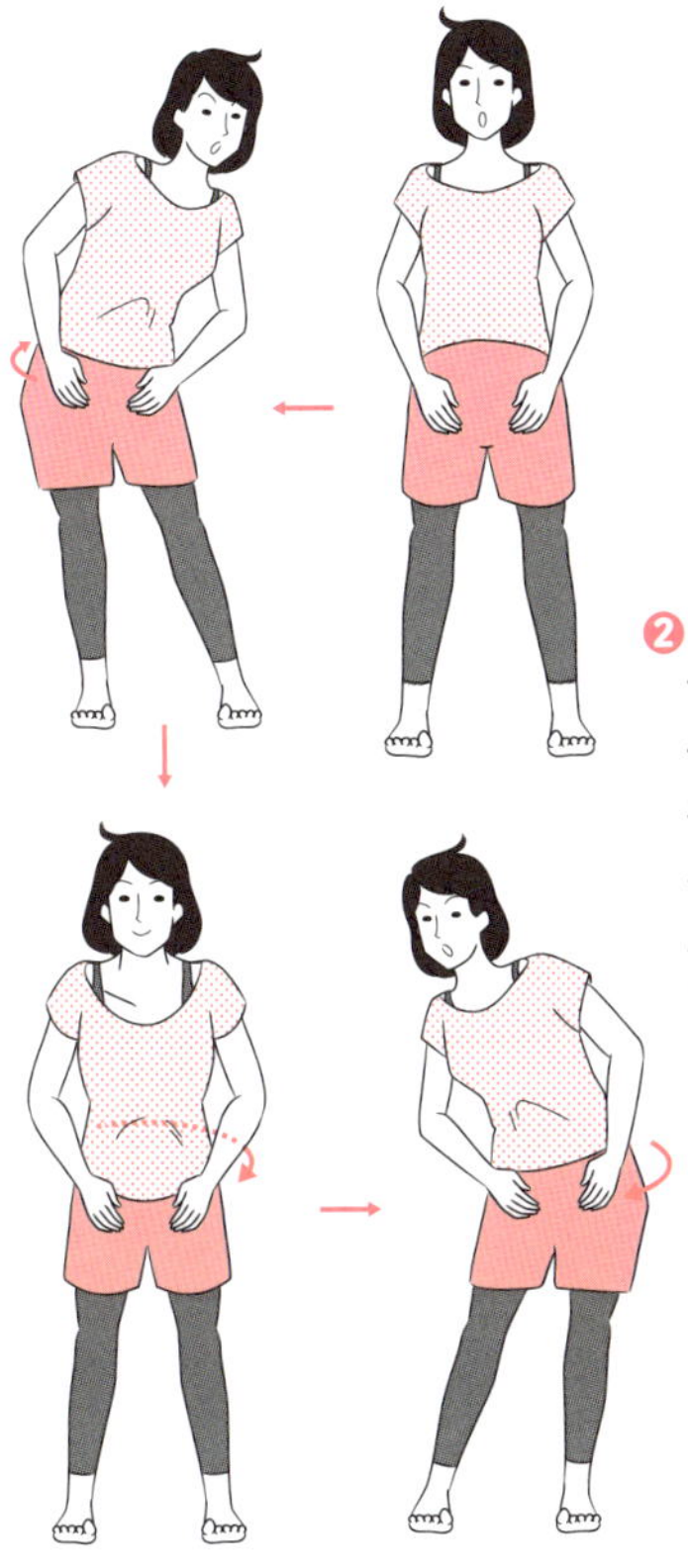

❷恥骨を前に押し出したまま、腰ではなく脚のつけ根で円を描くように「1、2、3」と3周まわします。後ろにまわすときは、恥骨ではなくお尻を後ろに突き出します。反対方向にも3回まわして1セット。3セット行いましょう。

効果

股関節と骨盤が整うと、背筋がまっすぐに伸びます。そして、姿勢が正され、ウエストがキュッと引き締まります。

また、このストレッチを続けると、からだの後ろ側に重心を置き、恥骨（脚のつけ根）を出す正しい姿勢が身につきやすくなります。

股関節ほぐし上級編

股関節をほぐしながら、抗重力筋を発達させる上級編の股関節ほぐしです。O脚やXO脚などの脚のゆがみをなおし、ヒップアップやウエストのくびれにも効果的です。バランスのとれた8頭身のからだをつくる最強のストレッチといっていいでしょう。

（基本姿勢）

①あお向けに寝た体勢から、横を向きます。

②肩関節をほぐすために、片方の腕を伸ばし、手のひらを床につけて指先を伸ばします。脚は重ねてつま先まで伸ばします。
③首が前首にならないように腕の上にこめかみを乗せます。目線は伸ばした指先に。上になったほうの脚を曲げて足を軸脚のひざに乗せます。
④脚を軸脚の上で立てます。ふだん背中や腰に力が入りがちな人は、腹直筋が弱いため、ここで前に倒れてしまうでしょう。徐々にできるようになりますから、継続して試してみてください。

効果

脚をきちんと直角に立てることで、恥骨と股関節を正しい位置にクセづけします。また、腹直筋、大腰筋《だいようきん》、脚の裏側の筋肉、足の底の筋肉など、抗重力筋をまんべんなく鍛えられるため、ウエストの引き締め、ヒップアップ、美脚など下半身を整える効果は抜群です。

足の裏がつりそうになるというかたは、ふだん使われていない足底の筋肉が刺激されている証拠ですから、気にせず続けてください。

股関節ほぐし上級編

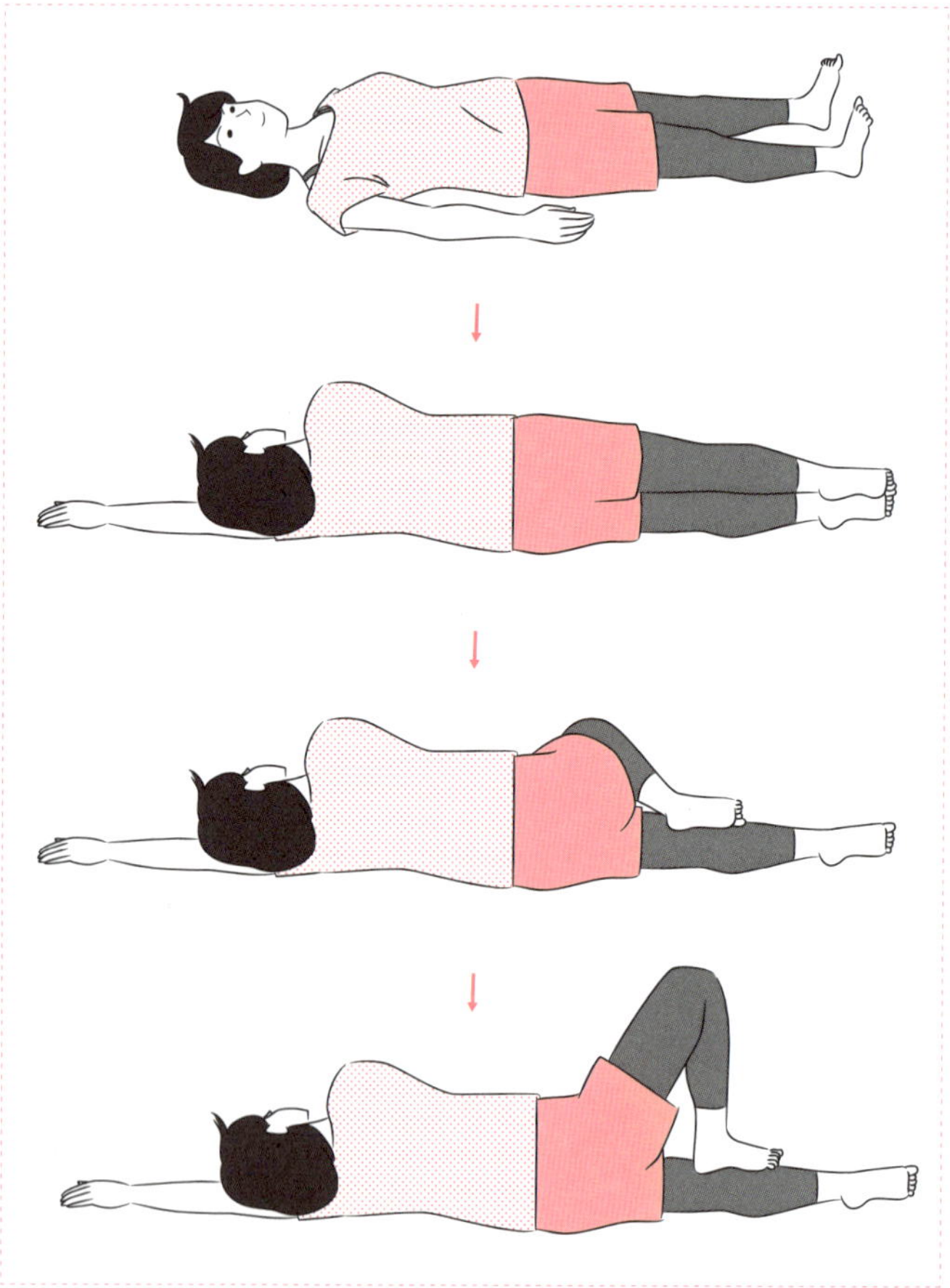

基本姿勢

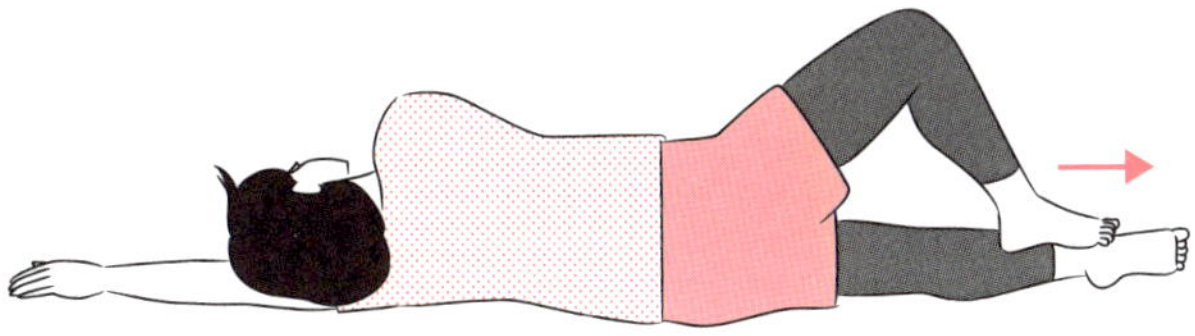

❶基本姿勢をとります。立てた脚を足の底で軸足をなぞるように下に動かしていきます。指先がくるぶしに届いたら、とくに親指以外の4本の指先でくるぶしをさわります。

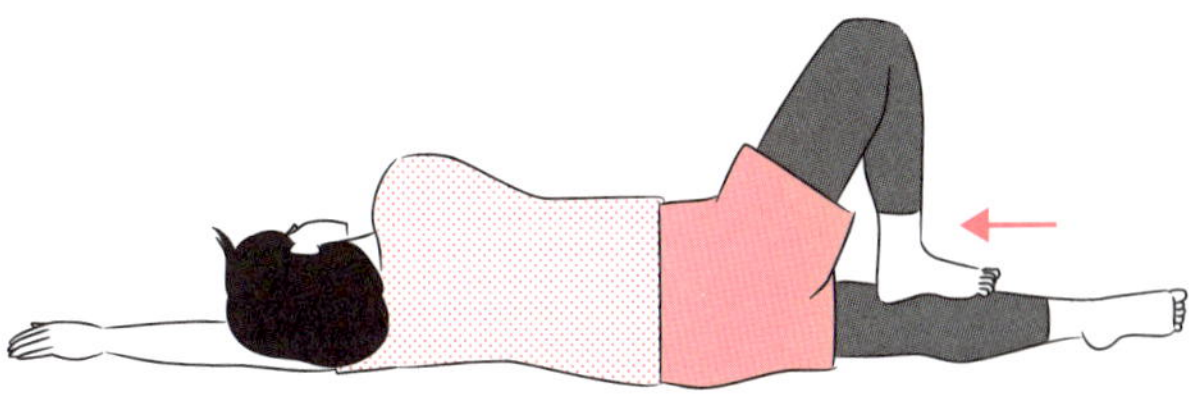

❷足をひざに戻していきます。かかとがひざに届いたら、ひざの横の骨をかかとで押します。①→②を繰り返します。5回ほどを目安に行い、反対側の脚も同様に行います。

肩ストレッチ・首ストレッチ

肩と首のストレッチは、股関節を整えていくためにも、ぜひとり入れてほしいストレッチです。

股関節が正しい位置にない人の多くが、ねこ背や前肩・前首になっています。上半身からも整えていきましょう。

ひじまわし

下がった肋骨《ろっこつ》を持ち上げて姿勢を正し、骨盤、股関節のゆがみを軽減します。

また、前かがみが改善されることで、内臓全体も引き上がります。

肩関節や肩まわりがほぐれて、肩こりが解消し、さらに上半身が整うことでよい影響を股関節に及ぼします。

（基本姿勢）

肩幅よりも広めに両足を広げて立ちます。足の指を全部持ち上げ、かかとに体重がかかるようにします。

恥骨を前に押し出し、おなかを引き上げます。

みぞおちを上に引き上げ、首もすっと上に伸ばします。

効果

肩甲骨が下に下がることで、肩こりに劇的な効果があるほか、首がすっと上に伸びてあごが後ろに引かれ、小顔になる効果が期待できます。

肩甲骨が下がると、肋骨が持ち上がるので、ウエストがくびれます。

また、小胸筋《しょうきょうきん》を刺激することで活性化、さらに、筋肉への血流を促しバストアップの効果が期待できます。

さらに、二の腕をストレッチするので、引き締め効果も抜群です。

ひじまわし

❶基本姿勢をとります。

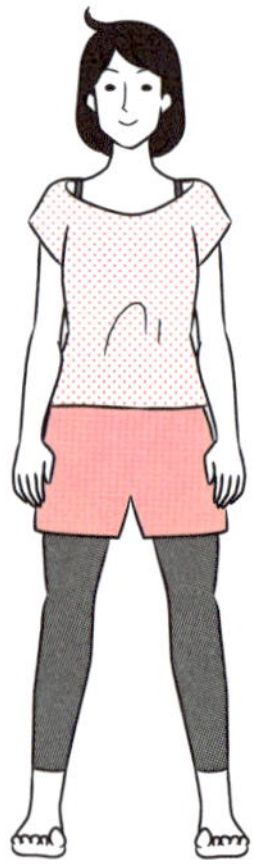

❷右手から行う場合、左手をおなかに当てて、おなかの引き上げを意識します。鎖骨の外側から、バストトップにかけて、大胸筋の内側に「小胸筋」があります。この筋肉を刺激していきます。手をバスト上（乳首上のこりっとした部分）に添え、指先で外から上に持ち上げるように小さな円を描きます。

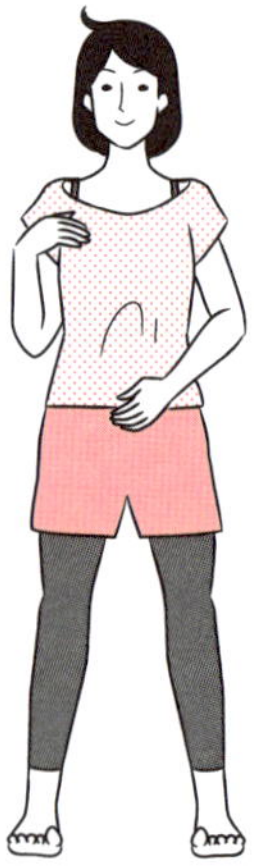

❸そのまま小胸筋をたどるように指先を鎖骨から肩、背中までなでながらずらしていきます。肩甲骨がさわれるように徐々にずらして、ひじを上にあげていきます。このとき、ひじは、できるだけ耳の近くを通るようにしましょう。

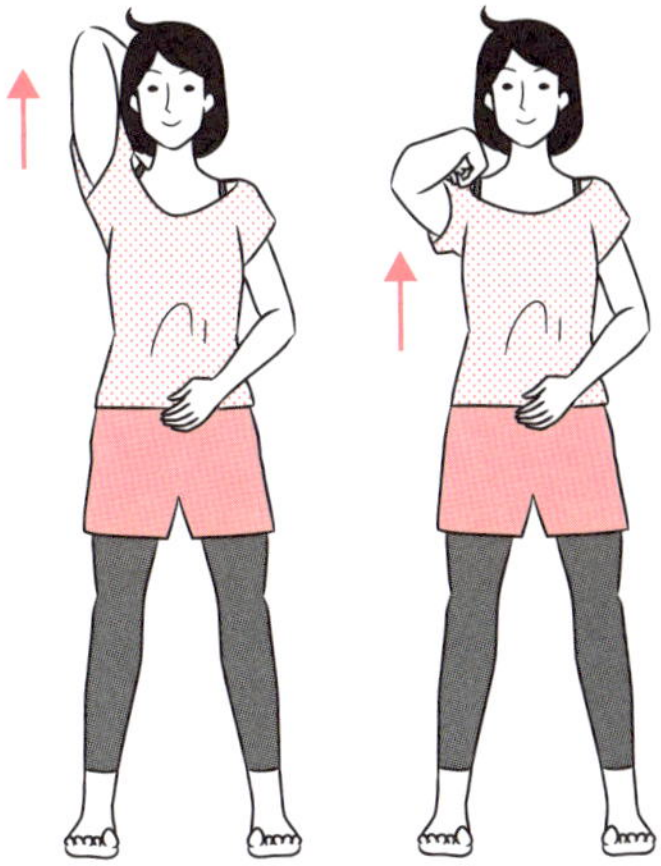

❹ひじが天井を向いたら、左手でひじ頭をつかみさらに上に引き上げます。10センチ程度上がるのが理想ですが、できる範囲でかまいません。

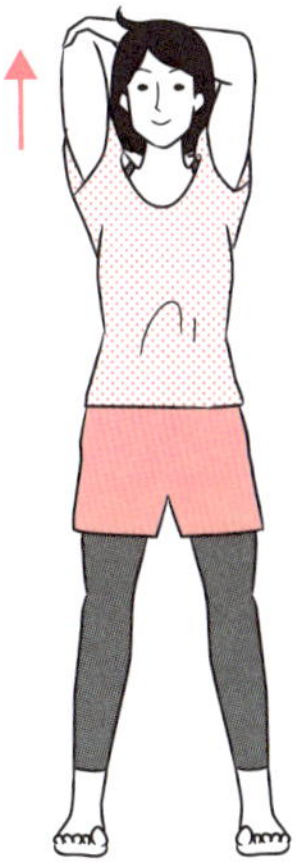

❺からだがどちらかに傾いたり、背中が反ったりしないようにしながら、ひじを大きく後ろにまわします。左手はおなかに戻しましょう。このとき、肩甲骨が下に下がり、反対に肋骨が引き上がることを感じます。

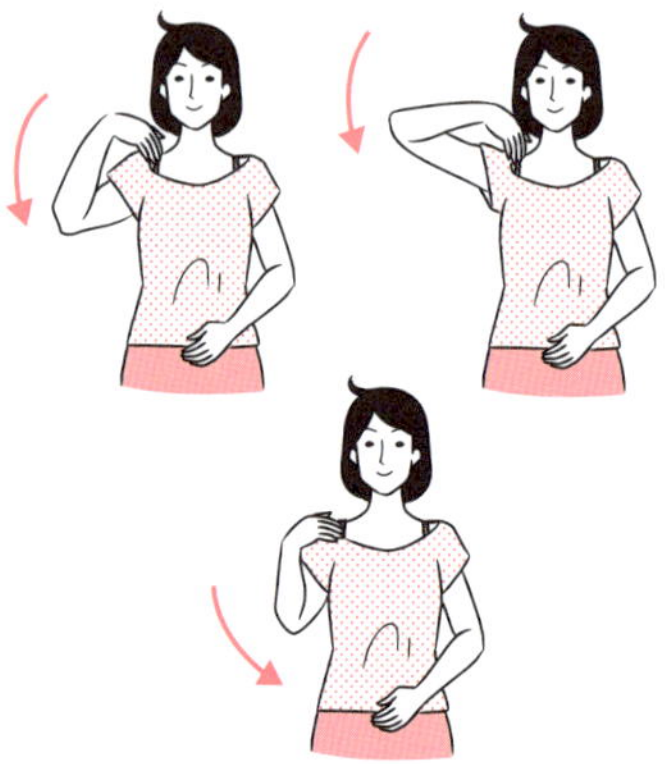

❻まわし終えたらひじをウエスト位置に収めます。手の甲が自分のほうを向くようにひっくり返してから、手の力を抜き、ストンと手を下ろします。ここまでを3回続けて行ったら、次は反対の手で同じように3回行いましょう。

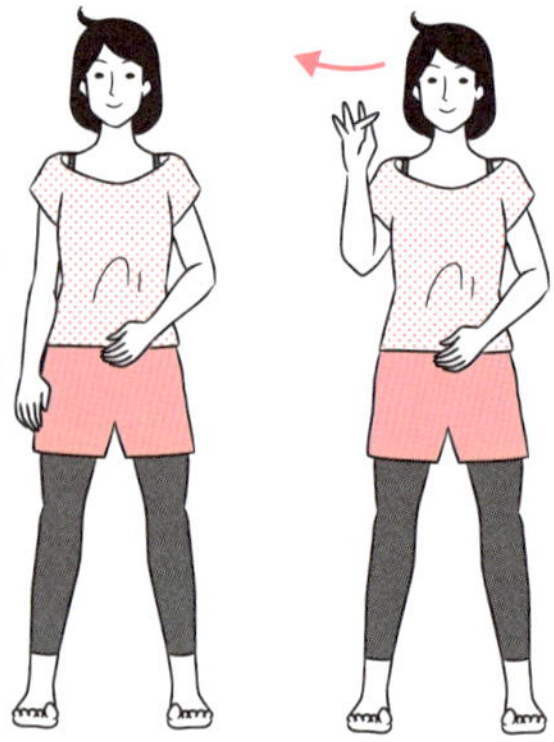

首まわし

首の両脇にある、胸《きょう》鎖《さ》乳《にゅう》突《とう》筋《きん》を刺激し、頭をしっかりと支えて前のめりにならないようにし、股関節の負担を軽減します。

また、首が後ろに引けることによって、視界が広くなります。


（基本姿勢）

イスに浅く座って、おなかを引っ込めて背筋を伸ばします。

右手はおなかに、左手は左のももの上に置きます。かかとを上げて、親指以外の4本の指で、床を押し続けます。

効果
胸鎖乳突筋を刺激することで、首のシワやたるみを改善。また、かかとを持ち上げることで、抗重力筋も活性化。股関節を正しく導き、よい姿勢を維持しやすくします。

首まわし

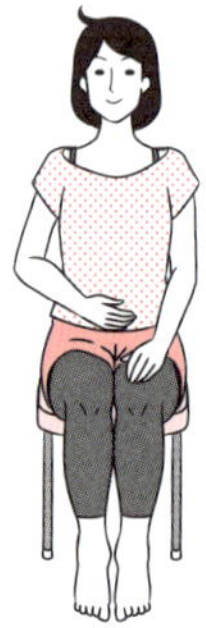

❶基本姿勢をとります。

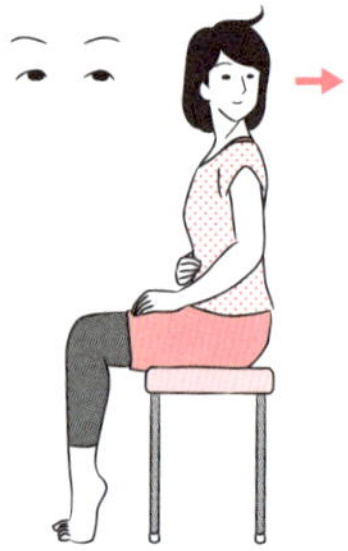

❷目線を左から後ろへと動かし、できるだけ後ろを見ます。目線のあとを、首の動きが追いかけるイメージです。また、このとき、あごは床と水平に動かします。

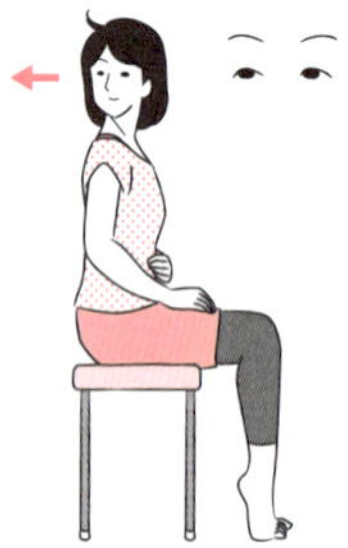

❸次は、左手をおなかに、右手を右のももの上に置き、右から後ろに目線を動かします。

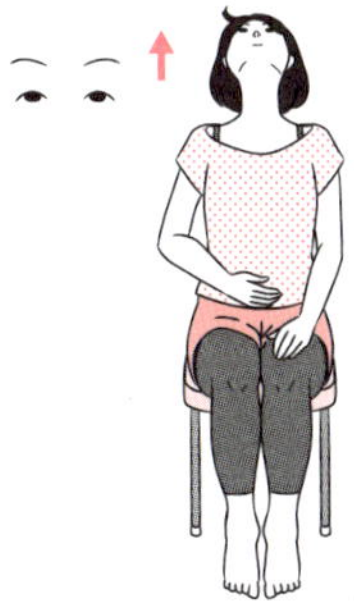

❹続いて、手の位置を「基本姿勢」に戻し、目線のあとをあごが追いかけるように上を見ます。

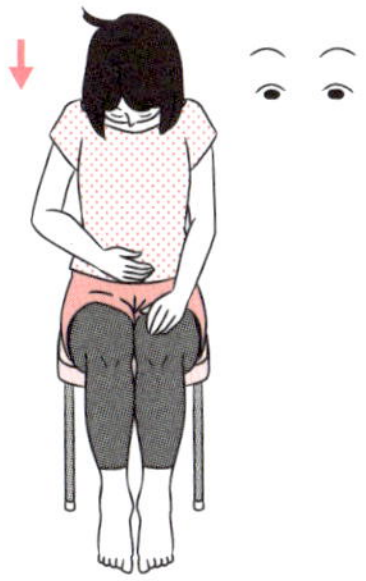

❺真上よりも少し後ろまで動かしたら、目線を少しずつ下げて、自分のもものつけ根を見ます。このときも、あごを下げるというより、後頭部から動かすようにしましょう。

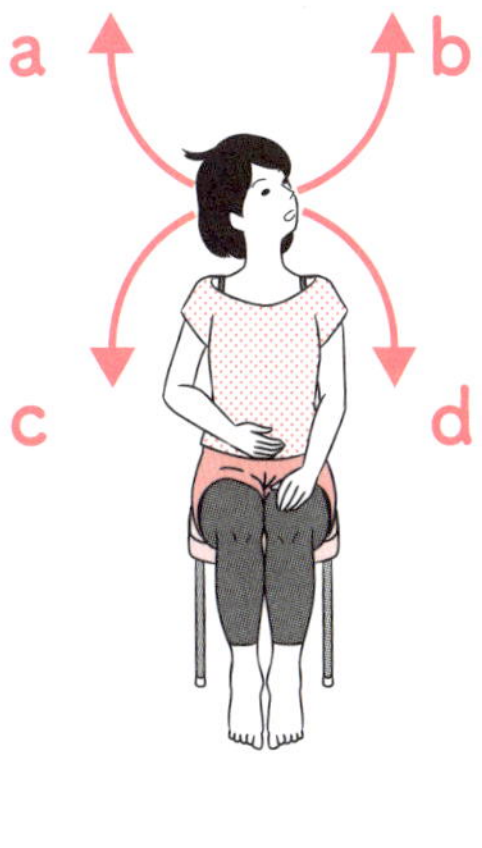

❻a「基本姿勢」に戻り、右ななめ上を見ながら目線を追うように首を動かしたあと、顔を正面に戻します。

b手の位置を入れ替えて、左ななめ上を見ながら同様に首を動かしたあと、顔を正面に戻します。

c「基本姿勢」に戻り、右ななめ下を見ながら同様に首を動かしたあと、顔を正面に戻します。

d手の位置を入れ替えて、左ななめ下を見ながら同様に首を動かしたあと、顔を正面に戻します。

ながらストレッチ

ここからは、テレビを見ながら、または、歩きながら、信号が変わるのや電車が到着するのを待ちながらなど、なにかをしながら家事や仕事の合間にもできる「ながらストレッチ」をご紹介します。

手のひら返し

肩まわりの関節や筋肉、腱をほぐすことで、前かがみになって内側に入り込んでいた肩を正しい位置に誘導します。そして、姿勢を正しくして、股関節の負担を軽くします。

また、肩まわりをほぐすことで、四十肩などのトラブルにもなりにくくします。

手のひら返し

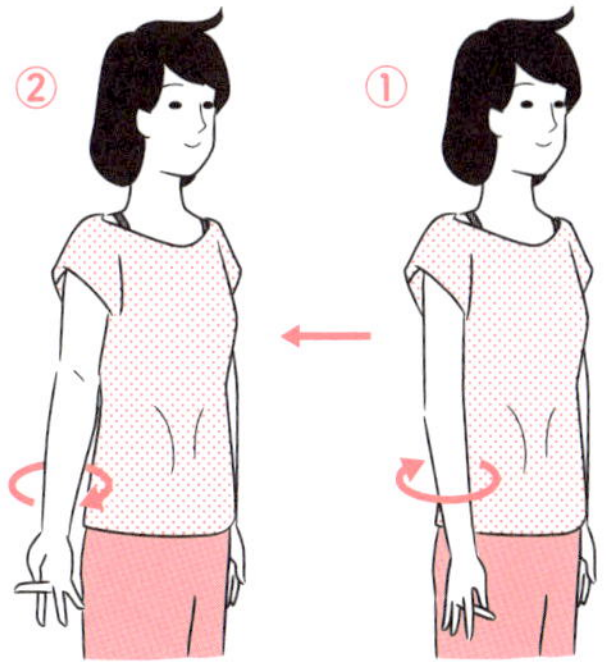

❶基本姿勢をとります。右手、もしくは左手のどちらかから順に行います。

❷力を抜いて肩からまっすぐ腕を下ろし、手のひらを外側にはずみをつけて回転させます。このとき前に丸まっていた肩が開くのを感じられるはずです。右手の場合は、手のひらが外側に向くように、時計回り、左手の場合は、手のひらが外側に向くように、反時計回りに回転させましょう。回数は、そのときできるだけでOKです。

（基本姿勢）

横から見たら、肩が耳の位置から一直線上にあるように後ろに引きます。もし、肩に力が入っていたら、力を抜いて肩を下げます。

「手のひら返し」は、キツネ手をつくってやると、腕によぶんな力が入らず、より効果的です。

効果

肩まわりをほぐすと、血液やリンパの流れが促され、むくみの解消になります。

また、二の腕の裏側の筋肉も刺激するので、引き締めにも効果的です。

ひじまわし簡易版

肩甲骨を下げて、後ろ重心の正しい姿勢へと導きます。また、肩まわりをほぐして、肩も後ろに引き寄せます。

（基本姿勢）
おなかとみぞおちを引き上げ、首をまっすぐに伸ばすことを意識しましょう。また、肩は耳の下にあるようにします。

効果
肩甲骨まわりのこりがほぐれ、代謝が促されるため、背中のぜい肉が減少します。また、肩甲骨が下がり肋骨が上がると、バストアップにつながります。

ひじまわし簡易版

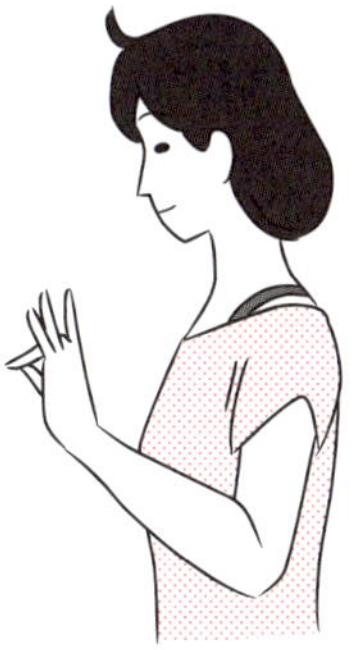

❶基本姿勢から、ひじを軽く曲げて、ウエストの横に置きます。手はキツネ手（P87）に。

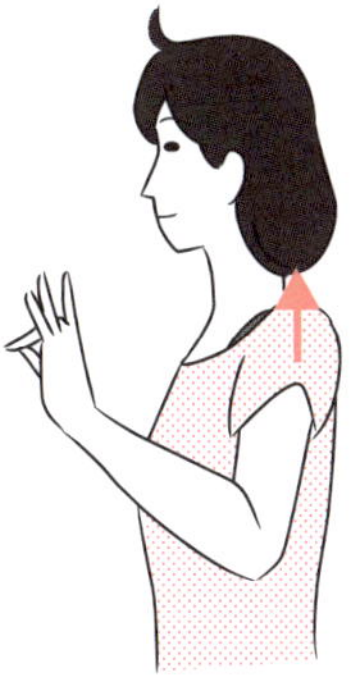

❷肩を耳につけるかのように上に持ち上げます。

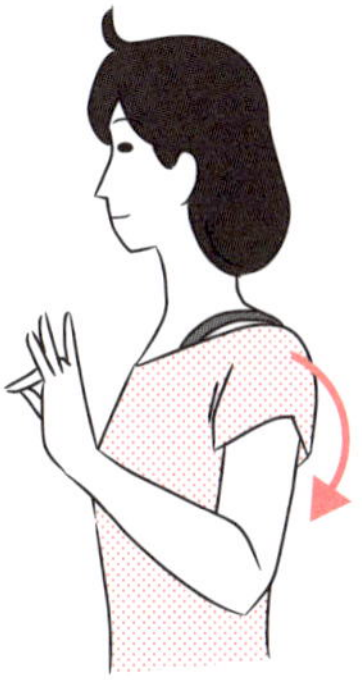

❸そこから後ろに半円を描くようにまわします。このとき、ひじだけを動かすのではなく、肩甲骨を動かすようにしましょう。

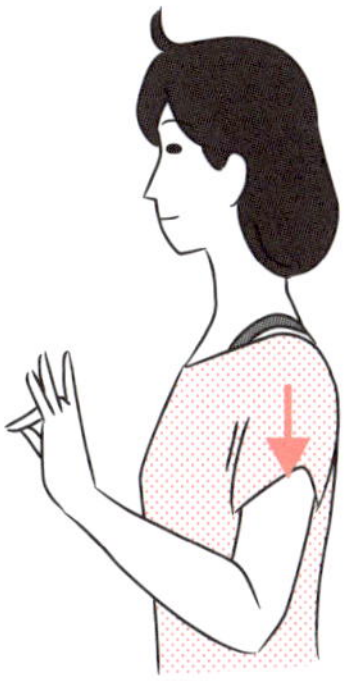

❹まわし終わったあとのひじが、腰骨にさわるくらい、下げるとよいでしょう。

脚の縮み伸ばしストレッチ

股関節のこわばりをほぐし、柔軟で正しい位置に戻りやすい股関節にします。また、ふだん使わない内ももやもも裏の筋肉をストレッチして、縮んでいた脚を伸ばします。

（基本姿勢）
肩幅よりも広めに両足を広げて立ちます。足の中指と薬指が正面を向くように。恥骨を前に押し出し、みぞおちを上に引き上げ、首もすっと上に伸ばします。

効果
股関節とひざ関節をゆるめ、O脚やXO脚を改善、まっすぐのシルエットに整えます。また、親指以外の指を意識することで、外反母趾になりやすい力の入れ方を改善します。

脚の縮み伸ばしストレッチ

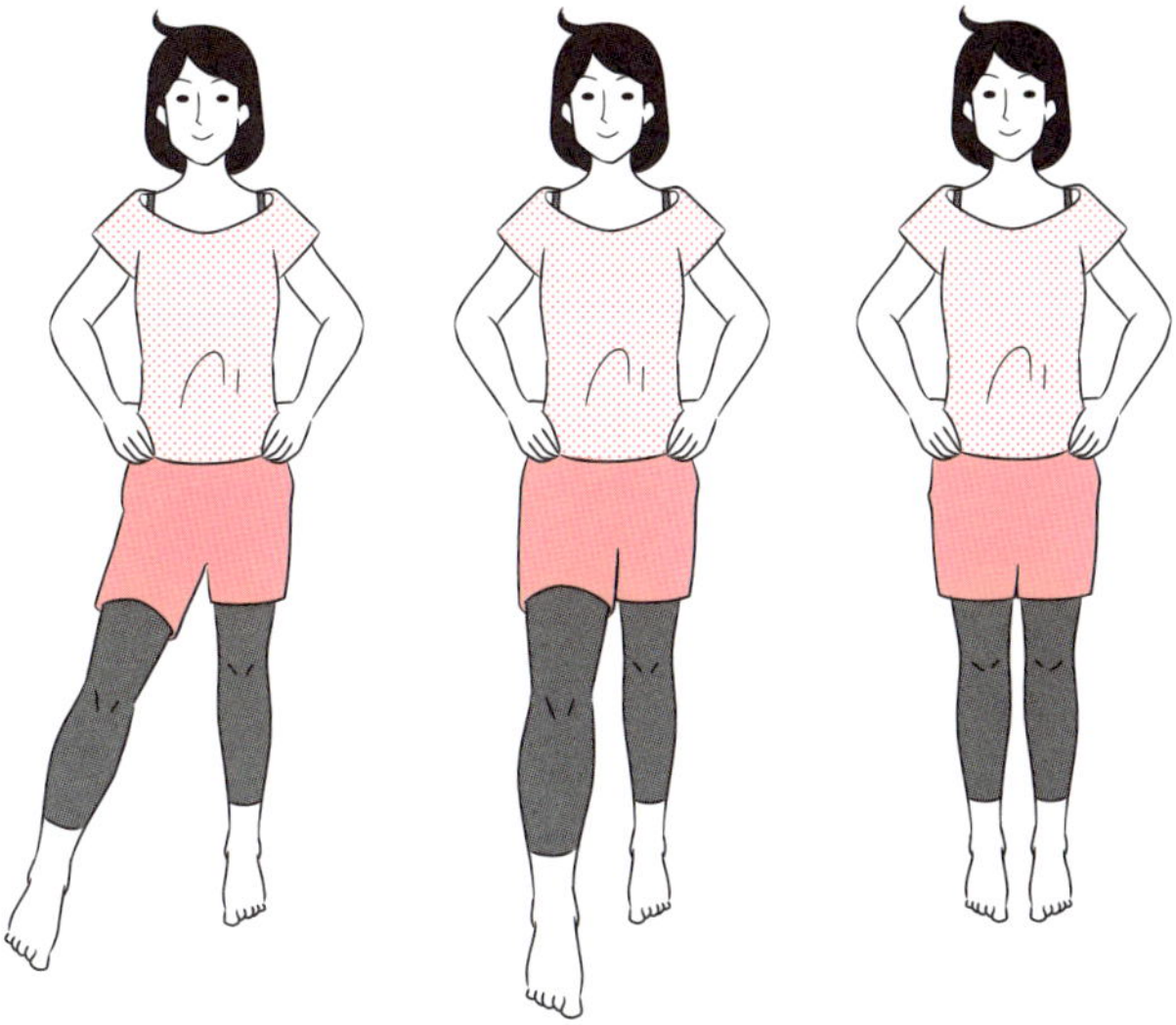

❶基本姿勢をとります。

❷腰に両手を当てて、片方の脚をすっと正面に出します。このとき、ひざの裏が伸びて、指裏だけが床につくようにします。

❸いったん元の位置に戻したら、同じ脚を、ななめ 45 度前に出します。このとき、脚の中指と薬指は、まっすぐ前を向いたままにして、つま先で床をタッチします。脚の親指だけでなく、そのほかの4本の指がしっかり床にふれるようにしましょう。

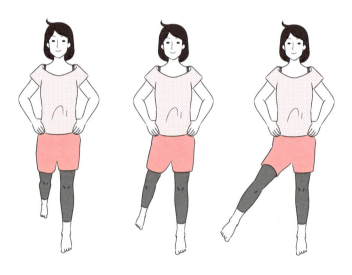

❹元の位置に戻し、次は真横に脚を出します。内ももの伸びを意識してください。

❺元の位置に戻し、次は、後ろのなめ45度に脚を伸ばします。

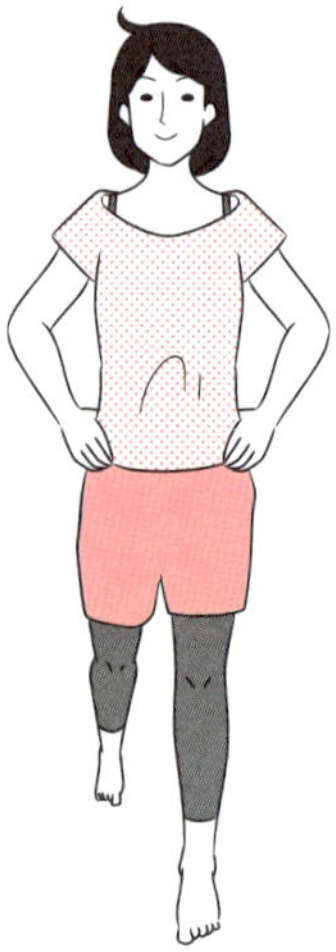

❻元の位置に戻し、最後は、真後ろに脚を伸ばします。ひざが曲がらないように気をつけましょう。脚を元の位置に戻したら、反対の脚も同様に行います。

股関節のタイプ別ストレッチの調整法

ここで「50歩チェック」でわかった、あなたの股関節のタイプによって、どうストレッチをすれば効果的かをお話ししましょう。

①前かがみタイプ　股関節がズレ、骨盤が前傾もしくは後傾した猫背タイプ。首が前に傾き、上半身が前かがみになりやすい。
➡股関節を直接ほぐすストレッチと同時に、「ひじまわし」など、上半身から整えていくストレッチもプラスしましょう。

②後ろ反りタイプ　股関節がズレ、骨盤が前傾していてあごが上がりやすいタイプ。背中が反りやすく、ひざが曲がり、ひざ裏の筋肉が弱い。
➡あごが上がりやすいので、首を上にすっと伸ばし、両耳を上に引き上げるつもりで、姿勢を意識するといいでしょう。

③左重心タイプ　左の股関節に重心がかかりやすいタイプ。右より左の股関節まわり

が硬く、太くなりやすい。

➡左脚のストレッチを多めに行いましょう。

④右重心タイプ　右の股関節に重心がかかりやすいタイプ。左より右の股関節まわりが硬く、太くなりやすい。

➡右脚のストレッチを多めに行いましょう。

⑤ノーマルタイプ　股関節が正しい状態にあります。

➡この状態を維持できるよう、いくつか、気持ちよくできるストレッチを選んで行いましょう。

⑥ぐるりまわりタイプ　股関節が左右アンバランスなタイプ。右にまわる人は、左脚の力が強く、左にまわる人は右脚の力が強いのが特徴です。

➡左右どちらかにまわる人は、まず、鼻筋から始まり、みぞおち、おへそ、恥骨をつなぐ、からだの中心軸を意識することです。鏡を見ながらストレッチを行うと、わかりやすいでしょう。そのうえで、右にまわる人は、右の股関節と太もものつけ根を前に押し出すことを、左にまわる人は、左の股関節と太もものつけ根を前に押し出すことを、意識しながらストレッチをするといいでしょう。

股関節に負担がかからない正しい歩き方

股関節が正しい位置にあるとき、真横から見ると、耳の位置が、足のくるぶしから一直線上にあります。

その位置からブレないで歩くためには、からだの重心を後ろ寄りに維持することがポイントとなります。

また、後ろ重心でいれば、抗重力筋である、太もも裏の筋肉をしっかり使いますから、姿勢を維持するのによぶんな力を使うことがありません。

股関節によく疲れにくいうえ、見ためも美しいのが、これからご紹介する歩き方なのです。

スニーカーやローヒールの靴の場合

①体重は軸脚にかけたまま、一歩前に足を出します。このとき、前に出した足には、まだ体重が移動していません。

股関節に負担がかからない正しい歩き方

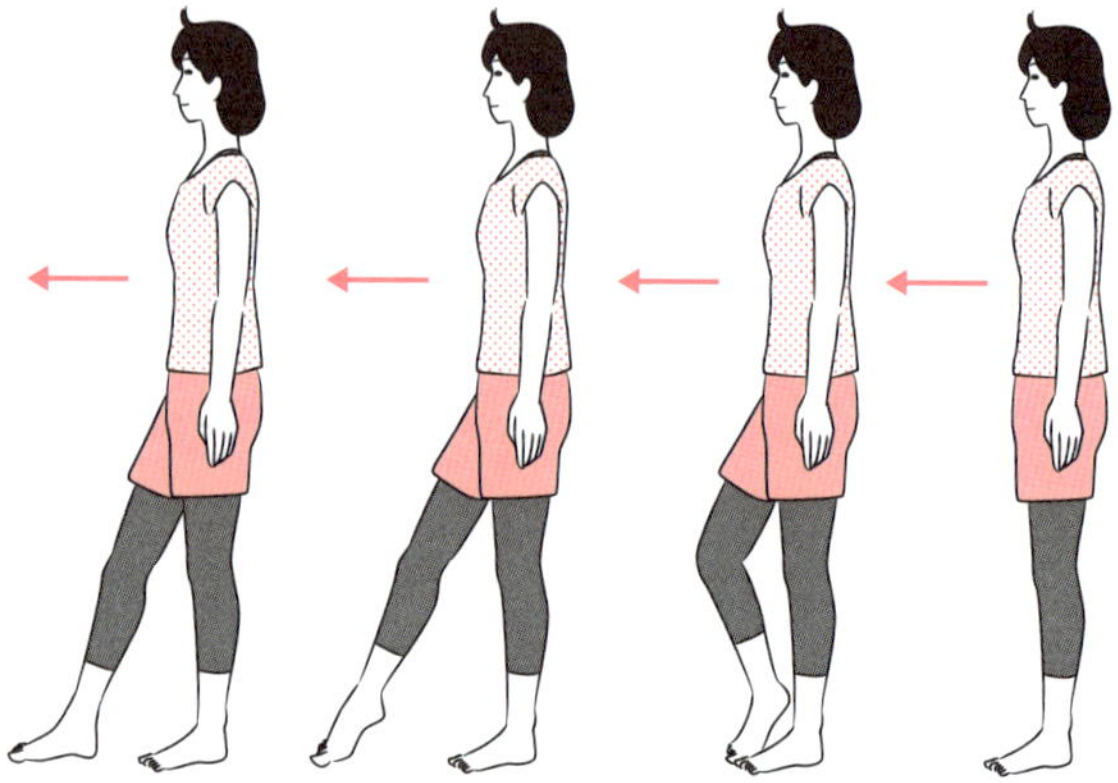

②最初にかかとをつき、土踏まず、足先の順番で体重を移動します。この状態でも、まだ、前足には3割程度の体重しかかけていません。

③前足全体が着地したら、初めて全体の体重を前足にかけます。

ここで重要なのが、両足を一直線上に出して歩かないこと。足と足のあいだをこぶしひとつ分くらい空けて、足の中指と薬指がまっすぐ前を向いている状態で前に出します。

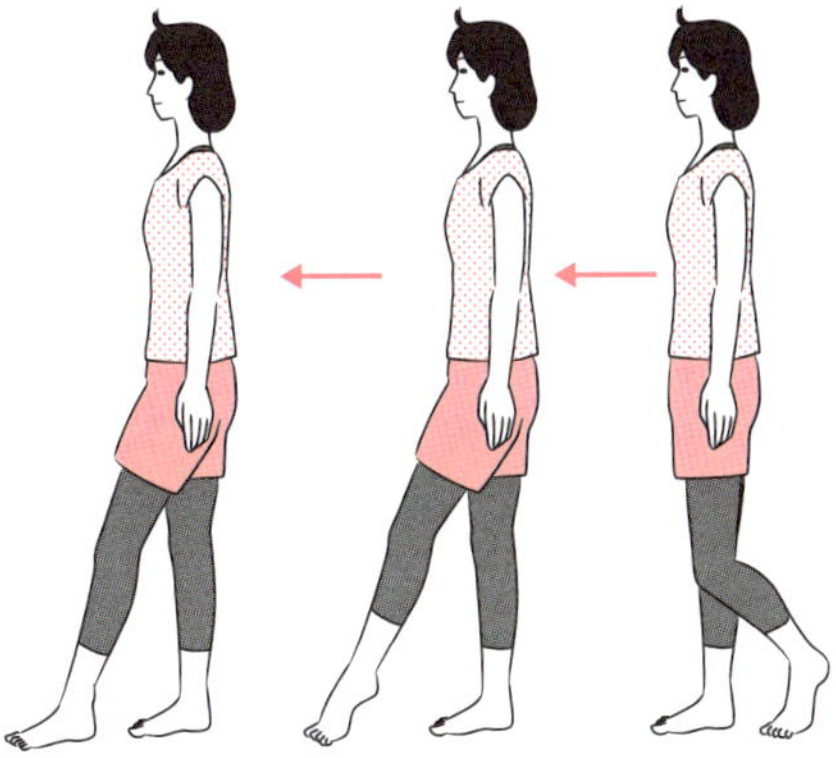

ヒールの高い靴の場合

①基本は、スニーカーの場合と同じです。体重は軸脚にかけたまま、一歩前に足を出します。このとき、前に出した足には、まだ体重が移動していません。

②ヒールが高い靴の場合、かかとからていねいに床に着地させ、つま先↓足底全体の順番で体重をかけます。この状態でも、まだ、前足には3割程度の体重しかかけていません。

③前足全体が着地したら、初めて全体の体重を前足にかけます。

ヒールの高い靴では、重心がつま先にか

かり、どうしても前のめりになりひざが曲がります。

ヒールの高い靴を履くときこそ、かかと重心を意識するようにしましょう。

ヒールを履いて歩く練習

家で靴を脱いでいるとき、かかとを10センチ持ち上げてゆび裏立ちになり、そのまま後ろ体重で歩く練習をします。

このとき、できるだけ、足の親指以外の4本の指を使うようにしましょう。

かかとを持ち上げたまま、後ろ体重で、足がすっと前に出るようになれば、ヒールの高い靴を履いても、股関節に負担をかけずにきれいに歩けるようになります。

股関節に負担がかからない正しい座り方

テーブルにひじをつく、ほおづえをつく、ひざから下を「ハ」の字に開く、脚を組

股関節に負担がかからない正しい座り方

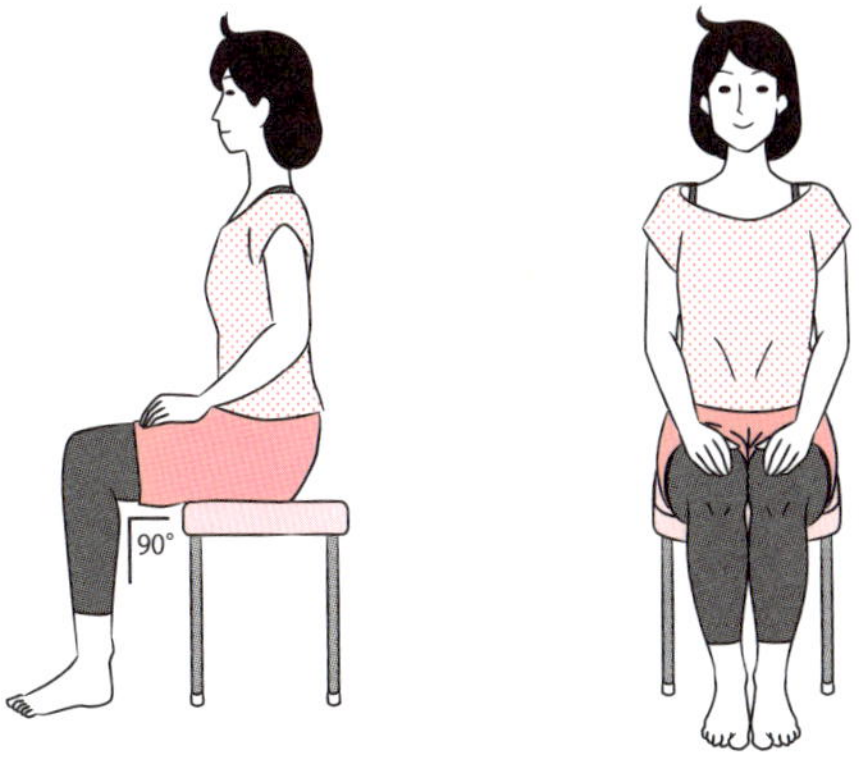

むなどは、すべて股関節によくない影響を与えます。

股関節によい座り方のポイントは、３つです。

①ひざとひざを無理にくっつけない。

そのかわり、ふくらはぎとふくらはぎの内側を寄せる意識をすると、脚がまっすぐになりやすくなります。

②足の裏全体を床につけ、押すようにする。

そうすると足裏から脚裏の抗重力筋に刺激が伝わり、上半身をしっかり支えてくれます。

ただ、このとき、ひざから上の太ももには力が入らないようにしましょう。

③おなかを引き上げる。

立っているときにおなかがゆるんでいると、座ってもおなかは出っぱなしになります。

おなかを引っ込めて、抗重力筋を使えば、自然と首もまっすぐ上に伸びていきます。

「姿勢を正しくしよう」と一生懸命背筋を伸ばしても、背中の筋肉を疲れさせるばかりです。

足の裏で床を押し、おなかを引き上げることで、股関節と抗重力筋で姿勢を維持するようにしましょう。

「足の裏全体で床を押すのが難しい」という場合、最初は、かかとを10センチほど上げて、親指以外の４本の指で床を押すようにすると、前ももに力を入れずに抗重力筋を刺激することができます。

4章

股関節体操でからだはどう変わる?

——悩み別ストレッチ組み合わせ法

骨ホルモンを活性化させる

朝、ベッドのなかで目が覚めたとき「う〜ん」と伸びをすると、気持ちいいですよね。人間のからだは、ギュッと縮こまるよりのびのびとしたほうが気持ちいいと感じるのです。

伸ばすと気持ちがいいのは、筋肉だけではありません。股関節も同じです。腱や筋肉に押さえつけられて固まった股関節は、ほぐして伸ばしてあげるとからだが軽く気持ちよくなります。

じつはこれは、たんに「気持ちいい」と感じるだけでなく、科学的にも根拠があります。骨から生まれるオステオカルシンというホルモンが関係しているのです。

「ひざ裏たたき」などを行い、骨を刺激するとオステオカルシンの分泌が活発になります。

からだの働きを調整するホルモンは、これまではおもに脳下垂体や副腎、生殖器などでつくられていると考えられていました。

ところが、**近年の研究で、骨の細胞もホルモンをつくっていることがわかった**のです。

一般的に「骨ホルモン」と呼ばれるオステオカルシンは、脳、肝臓、腎臓など、体内のさまざまな臓器を活性化することがわかっています。

つまり、股関節を整える過程で、オステオカルシンの分泌が促されると、からだ全体がより健康になり、心地よくなるということです。

また、オステオカルシンを活性化するために、全身の骨をそれぞれ刺激する必要はありません。骨の細胞は互いにつながり合っていますから、特定の骨を刺激し整えるだけでも、全身の骨のホルモンの分泌に役立つのです。

骨ホルモン活性のために効果的なストレッチ

↓股関節ほぐし（109ページ）、**うつぶせ股関節ほぐし**（118ページ）、**ひざ裏たたき**（122ページ）

身長が平均2センチ高くなる

股関節は、背の高さにも影響を及ぼします。

なぜなら、**背の高さにもっとも関係している「背骨」、そして、身長を決める重要なカギとなる「骨盤と脚の骨」の要になるのが股関節**だからです。

年齢を重ねると「身長が縮んだ」という話をよく聞きますよね。

また、スラリと背が高ければ、洋服がカッコよく着こなせますから、若い人でも「もっと背を高くしたい」と願う人も多いはずです。

股関節を正しくすると、背が高くなる人が続出する理由をご説明しましょう。

まず、お尻から首までつながる背骨は、1本の骨でできているわけではありません。

背骨は、頸椎、胸椎《きょうつい》、腰椎《ようつい》、これに仙骨《せんこつ》の仙椎《せんつい》と尾骨の尾椎《びつい》の合計約33個の骨が積み重なって形成されています。そして、ひとつひとつの骨は、靱帯《じんたい》、椎間板《ついかんばん》、そして関節によって連携しています。

小さなブロックが積み重なり、それぞれが動きやすいように、あいだにクッションがはさまっているようなものと考えればいいでしょう。

このクッションの役目を果たすのが、椎間板です。

椎間板は、それぞれの骨のあいだにあり、歩いたり走ったりするときの衝撃を吸収し、背骨が柔軟に動けるようにサポートしています。

股関節がゆがみ姿勢が悪い人は、椎間板に圧力がかかり、骨のすき間がどんどん縮んでしまいます。そして、ほんらいの身長より低くなってしまうのです。

背骨がほぐれたら背が伸びる

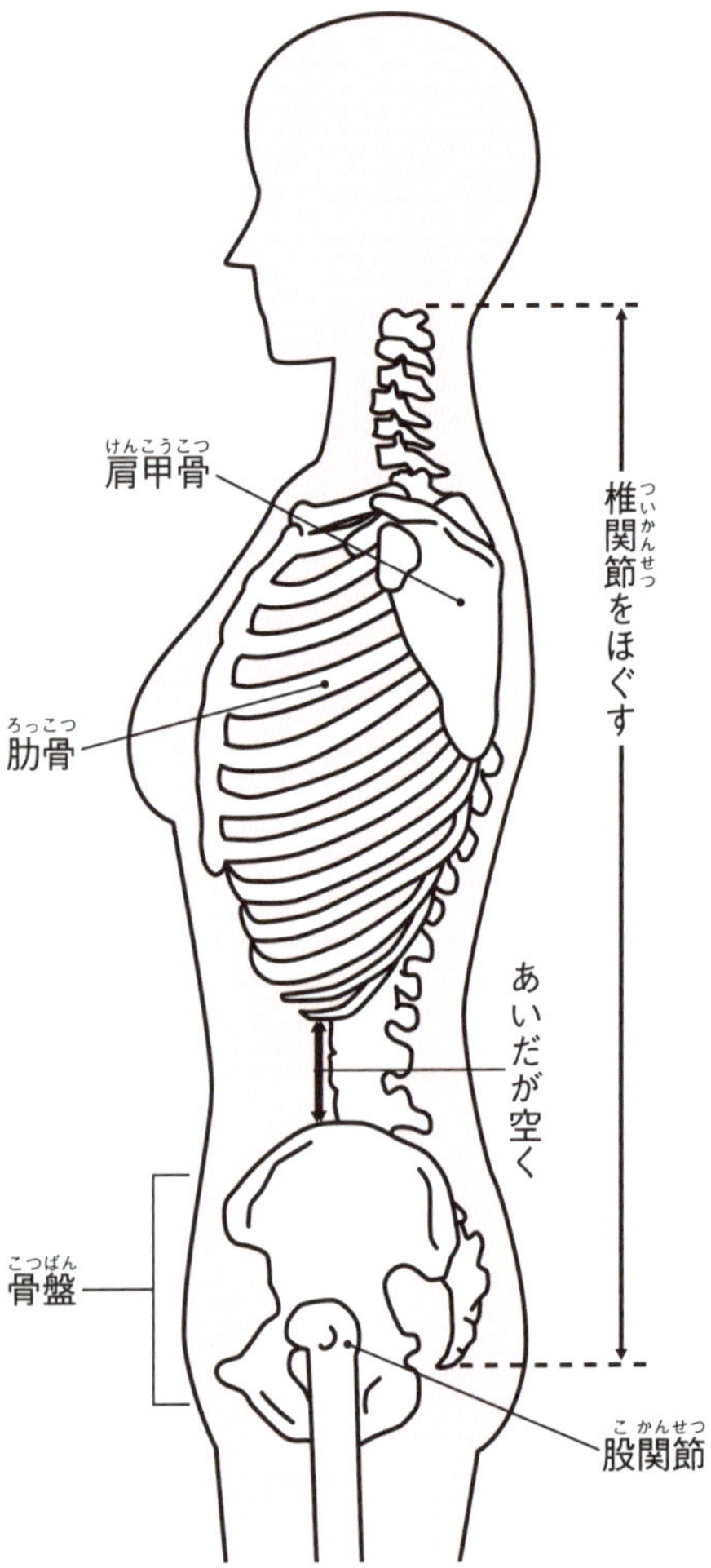

骨盤も背の高さに大きく関係します。

骨盤も背骨と同じように、いくつかの骨が組み合わさって形づくられています。

中央にある「仙骨《せんこつ》」、その下の「尾骨《びこつ》」、仙骨の両側にある蝶の羽のような「腸骨《ちょうこつ》」

股関節に重みがかかると……

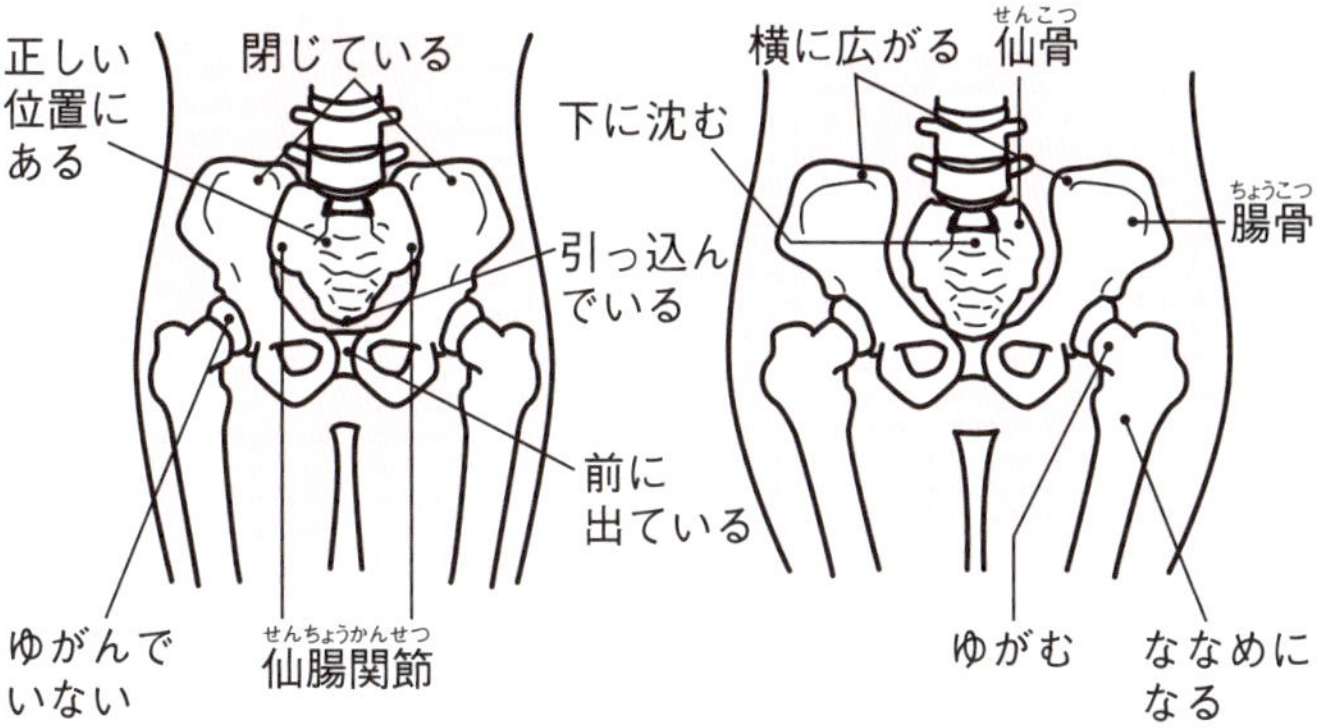

と「坐骨《ざこつ》」、中央部にある「恥骨《ちこつ》」の5つです。

股関節がゆがみ姿勢が悪くなると、仙骨と腸骨をつなぐ仙腸関節《せんちょうかんせつ》がゆるみ、上半身のからだの重みを支えきれなくなって背骨が下がり、骨盤が横に広がってきます。

つまり、背が低くなってしまうのです。

さらに、股関節のゆがみは大腿骨《だいたいこつ》のゆがみにつながり、ひざ関節がズレるとその影響は足首にまで及びます。

そして、ひざと足首の関節がズレたりつまったりした脚は短くなり、さらに背が低くなってしまうのです。

こうして、背が低くなってしまう一番の原因である、股関節のゆがみを解消すれば、身長は高くなります。

たとえば、背骨が整い、ひとつひとつの骨のあいだが1ミリ伸びるだけでも、背骨は33個の積み重なりですから、最低でも3・2センチ以上は高くなるでしょう。

さらに、股関節のズレをなおして1〜2ミリ、骨盤が整えば1〜2ミリ、大腿骨をまっすぐにすれば1〜2ミリ、ひざ裏を伸ばして1〜2ミリ、足首をほぐしてくるぶしの位置を正しくすれば1〜2ミリは高くなります。

どんな人でも3・7〜4・2センチは、確実に背が高くなる可能性があります。

また、ねこ背やO脚など、からだのゆがみがひどい人ほど、反対に、身長の伸びしろがあります。

わたしのサロンに来られたかたは、平均にして2センチ背が高くなっています。

なかでは、猫背の70代の女性が、股関節とからだ全体のゆがみを調整したら、なんと10センチ以上も背が高くなった例があるのです。

身長伸ばしに効果的なストレッチ

➡股関節ほぐし(109ページ)、ひざ裏たたき(122ページ)、股関節まわし(130ページ)、股関節ほぐし上級編(132ページ)

O脚がなおる

股関節は、背骨や骨盤などの上半身の土台として働くだけではありません。2本の脚の根本であり、下半身の要となる関節でもあります。

そのため、O脚やX脚など、脚のラインにも大きな影響を及ぼします。

O脚やX脚で悩む人は、「脚の形は生まれつきだし……」と思って、半ばあきらめている人が少なくありません。

でも、ここでちょっと考えてみましょう。

生まれたばかりの赤ちゃんの脚は、まっすぐではありません。

なぜなら、脚がピーンと伸びていたら、おなかから出てきづらいからです。

赤ちゃんは脚をクシュッと丸めて生まれてきます。

そのため、生まれたばかりのときは、みんな股関節がズレています。それが、数年かけて少しずつ正しい位置に移動し、立って歩けるようになるのです。


ではなぜ、大人になっても脚がまっすぐでない人が、これほどまでに多いのでしょう。

それは、ズバリ、股関節がゆがんでいるからです。

O脚やX脚など、脚がまっすぐでない人は、「骨が曲がっている」と考えます。

でも、脚の骨自体が曲がってしまうことはありません。

脚の始まるつけ根である股関節がズレて広がり、股関節からつながる太ももの骨「大腿骨」がななめになることで、脚が曲がっているように見えるのです。


大腿骨がズレると、その下にあるひざ関節もゆがみます。

そして、ひざから足首にかけて伸びる、2本のすねの骨のバランスが崩れ、足の外

脚が曲がるしくみ

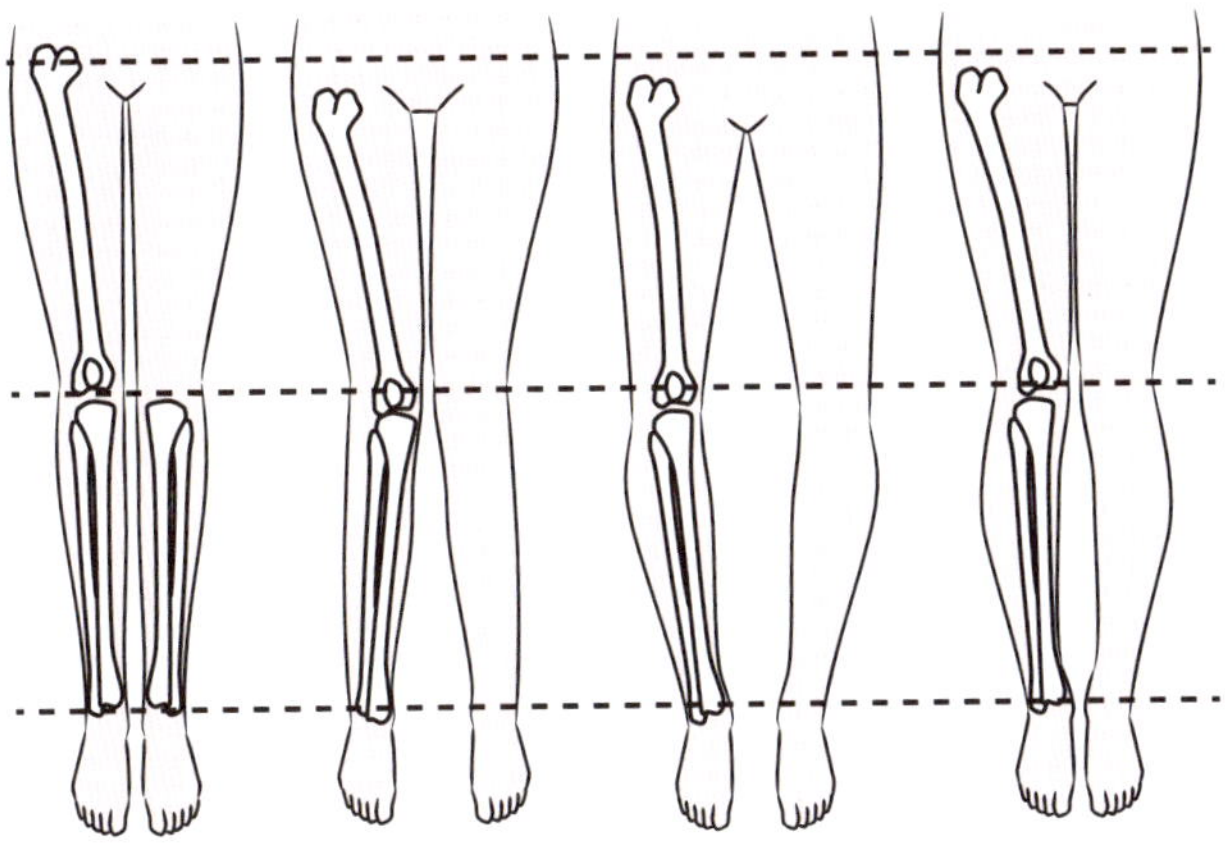

側に重心を置くようになった結果、両ひざが中央に寄らないO脚（③）になります。

大腿骨がななめ内側にズレると、X脚（②）やXO脚（④）になります。

X脚は、両ひざが内側に寄り、足の内側に重心がある状態、XO脚は、両ひざが内側に寄り、足の外側に重心がある状態です。

多くの人は、自分が「O脚」だと考えていますが、じつは、曲がってゆがんだ脚の80パーセント以上は「XO脚」です。

XO脚になる最大の理由は、股関

節がズレて広がっているのに、まっすぐ歩こうとしてひざを内側に寄せ、「一直線のライン上を歩く」歩きかたをしているからです。

ほんらい、股関節のしくみから考えると、両足はこぶしひとつ分くらいあいだを空けたまま、まっすぐ前に出すのが、からだに負担がかからない歩きかたです。

それなのに、無理をして両足を真ん中に寄せようとすると、脚がゆがんでしまうのです。

両ひざを不自然にくっつけようとすると、ひざから下は反対に、外側に重心を置いてバランスをとろうとします。

すると、ひざが内側に寄り、足の外側に重心があるXO脚になってしまいます。

ただ、歩き方というのは、生活習慣のひとつです。

誰しも、赤ちゃんのときは同じ条件で生まれてきます。

その後、歩き方に加え、座り方などの生活習慣が積み重なって脚の形に違いができるのです。

つまり、**「股関節がゆがむ」生活習慣で、O脚やXO脚になってしまったのであれば、**

股関節を整える生活習慣に変えれば、脚のラインはきれいに整うということです。

股関節が正しくなると、脚の裏側にある抗重力筋が機能をとり戻し、発達します。すると、からだの重みで曲がっていたひざが伸び、つまっていた関節のすき間が開きます。

そうして、すらりとまっすぐに伸びた長い脚が手に入るのです。

脚のゆがみなおしに効果的なストレッチ

⬇お尻たたき（114ページ）、ひざ裏たたき（122ページ）、ひざほぐし&かかとまわし（125ページ）、股関節ほぐし上級編（132ページ）

お尻の位置が高くなる

股関節がゆがみ、姿勢が悪くなると、下半身太りになりがちだとお話ししました。なぜなら、ひざが曲がり、太ももの裏の抗重力筋をうまく使うことができなくなり、前ももばかりに力が入ってしまうからです。

代表的な抗重力筋には、太もも裏の大腿《だいたい》二頭筋《にとうきん》や半腱様筋《はんけんようきん》、ふくらはぎのヒラメ筋、インナーマッスルの腹直筋や腸腰筋《ちょうようきん》、頭を支える胸鎖乳突筋《きょうさにゅうとつきん》などがあり、背骨のまわりにも、脊柱起立筋《せきちゅうきりつきん》があります。

股関節が整い、抗重力筋がアクティブになると、下半身がすらっとやせやすくなるだけではありません。

全身が重力に逆らい、姿勢がよくなるうえに、お尻はキュッと丸くアップし、バストもふっくらと盛り上がった理想のスタイルになれるのです。

脚裏の筋肉

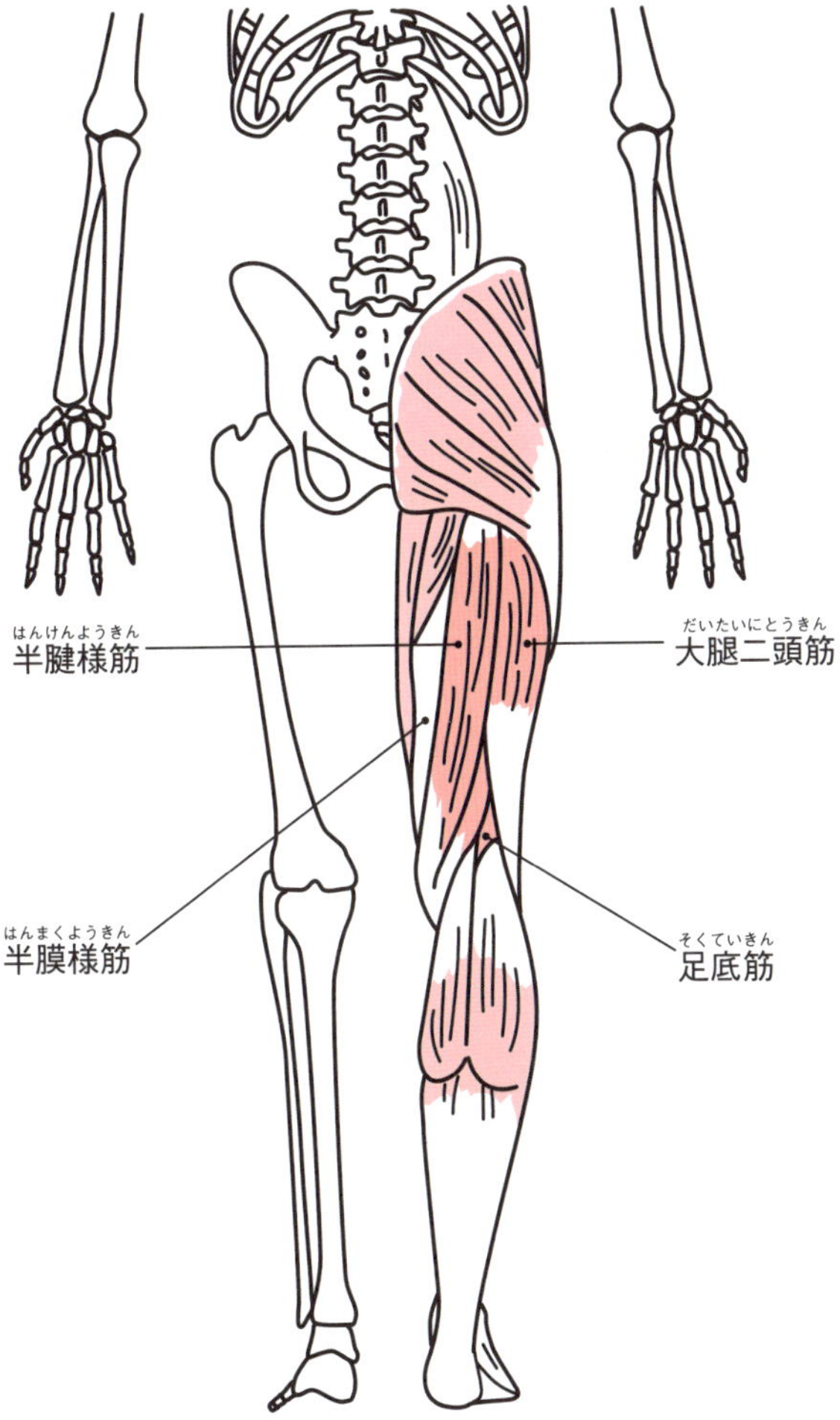
半腱様筋《はんけんようきん》
大腿二頭筋《だいたいにとうきん》
半膜様筋《はんまくようきん》
足底筋《そくていきん》

まず、ヒップアップのしくみからご説明しましょう。

全身にある抗重力筋のなかで、上半身と下半身をつなぐ唯一の筋肉が「腸腰筋」です。

腸腰筋は、背骨から骨盤をまたいで、太ももの骨の内側につく「大腰筋《だいようきん》」と、骨盤から太ももの骨の内側に向かってついている「腸骨筋《ちょうこつきん》」という2つの筋肉からなっています。

おなかの筋肉

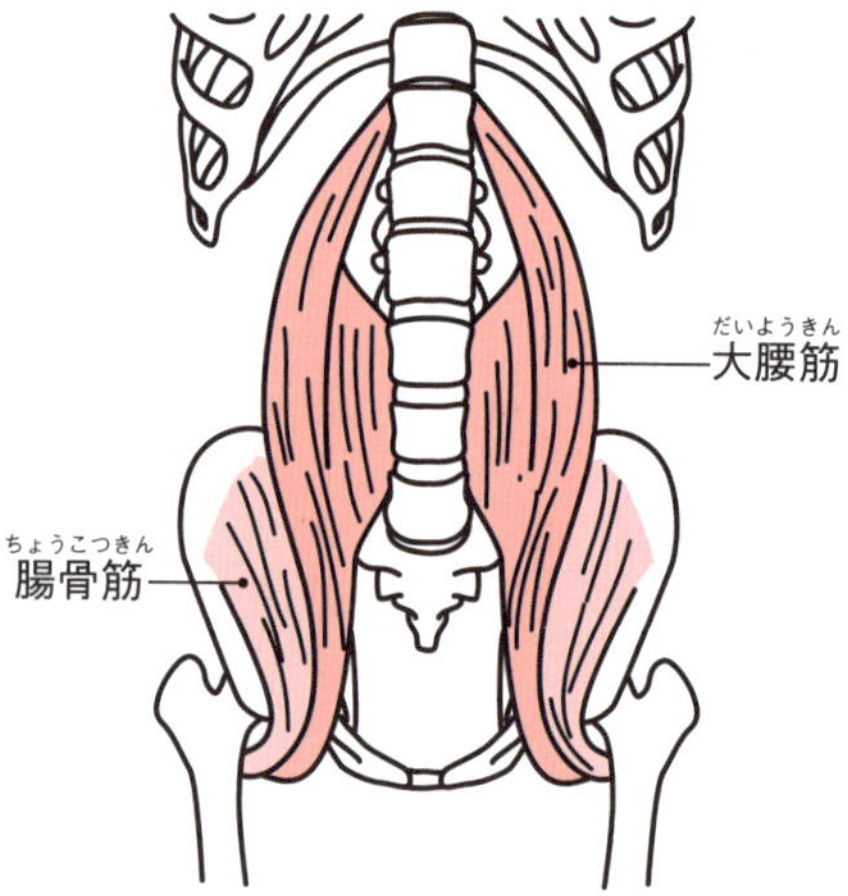

腸腰筋は、太ももを持ち上げるときに使われるほか、骨盤の位置をキープすることにも重要な役割を果たしています。

股関節がゆがみ、腸腰筋が衰えると、骨盤が前傾し坐骨が後ろに傾きます。

すると、下っ腹がポッコリ出て、お尻がダルッと垂れ下がった体型になってしまうのです。

反対に、**股関節が整い、腸腰筋が活性化されると、おなかがすっきりとへこみ、お尻がキュッとアップ**します。

股関節を正しい位置に導き、腸腰筋を活性化するためには、立っているときには「恥骨を前に出す」のをつねに意識することです。

そのため、3章でご紹介しているストレッチの基本姿勢として、恥骨を前に押し出すことを重視しているのです。

ヒップアップに効果的なストレッチ

➡お尻たたき(114ページ)、**うつぶせ股関節ほぐし**(118ページ)、**股関節ほぐし上級編**(132ページ)、**脚の縮み伸ばし**(148ページ)

胸の位置が高くなる

次に、股関節が正しくなり、抗重力筋を使えるようになると、なぜバストアップするのかをご説明しましょう。

まず、胸の位置は、姿勢と大きく関わっています。

股関節がズレて、姿勢が前かがみになると、肩甲骨から肋骨《ろっこつ》につながる小胸筋《しょうきょうきん》がガチガチにこわばります。

小胸筋は、胸の土台となる大胸筋の内側にある筋肉で、胸まわりの筋肉を支え、バストを中央に寄せる役割を担っています。

つまり、小胸筋が縮んで硬くなると、胸はしょぼくれて下がってしまうのです。

反対に、股関節が整うと、小胸筋が肩甲骨を引き下げ、肋骨を持ち上げてくれます。

そして、胸は重力に逆らって、ふっくらと持ち上がるのです。

ちなみに、股関節が正しい人は、鎖骨が水平になっており、股関節がズレて前首・前肩の体型の人は、鎖骨が肩に向かって上がってしまうのが特徴です。

また、筋肉はそれぞれが単独で働いているのではなく、骨格につながりながら連動しています。

抗重力筋のひとつである、胸鎖乳突筋は、側頭部から鎖骨につながっています。

そして、鎖骨からは、胸の大切な土台となる大胸筋が始まっています。

胸鎖乳突筋がうまく使えずに衰えると、大胸筋にも影響を及ぼし、胸が下がる原因になります。

つまり、バストアップしたいのであれば、まず、股関節を整えて姿勢をよくする。そして、胸鎖乳突筋などの、全身の抗重力筋をしっかり働かせればいいのです。

胸鎖乳突筋がはっきりと浮き出てくると、首に天然のネックレスと呼ばれる美しいVラインができてきます。

股関節を整えたら、57歳でバストアップした女性がいます。

人生の大半を「貧乳」として過ごし、ブラジャーは「乳首を隠すだけのもの」と考えて、いつもゆるゆるだったのです。

それなのに、たった1週間で、胸がブラジャーにみっちりとつまるようになったのです。

バストアップに効果的なストレッチ

➡ひじまわし（136ページ）、**手のひら返し**（144ページ）、**ひじまわし簡易版**（146ページ）

おなかが凹む

股関節が整うと、男性は男らしい、そして女性は女らしいからだつきに変わります。

とくに女性は、股関節がほんらいの形になり、正しく働くようになると、みるみる女性らしいしなやかなからだになります。

わたしが考える、男性と女性のからだの一番大きな違いは、背中の形です。

男性のからだは、どちらかというと直線的です。

広い肩にたくましい胸があり、締まったウエストに続くのが理想でしょう。後ろから見ると、逆三角形の背中が男性らしいといえます。

といっても、股関節が整うと、筋肉隆々のマッチョ体型ではなく、どちらかというと野球選手のイチローのように、しなやかな筋肉がついた「細マッチョ」に近くなります。

反対に女性のからだは曲線的です。バストやヒップにほどよく脂肪がついて、女らしいカーブを描いています。

そのカーブを生み出すのが、小さく締まった背中なのです。

機能的にも、男性はもともと、重いものを持ち上げたり、狩りをしたりと、筋肉の発達した広い背中が必要です。

でも、女性のからだはそうした肉体労働をするようにはできていませんから、広い背中は必要ないのです。

反対に、バストをぐいっと持ち上げるためには、肩甲骨が下がった、キュッと締まった背中がふさわしいといえます。

ウエストがくびれるしくみ

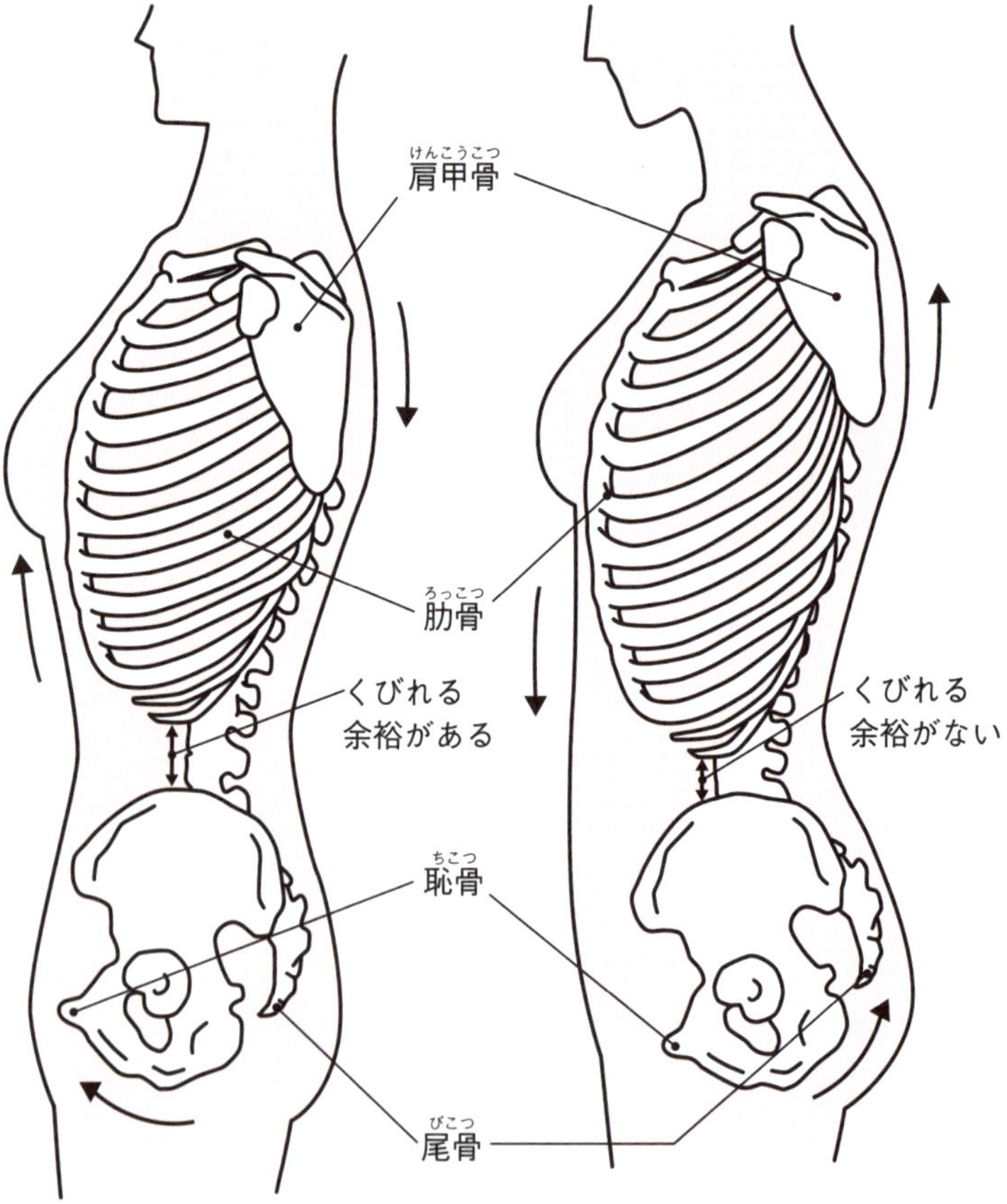

股関節体操をして、正しい股関節にクセづけすると、男性も女性も、ほんらい持つからだのラインや機能に沿った体型に変わります。

もちろん、男女ともに共通して起こる、よい変化もあります。

そのうちのひとつが、**ウエストにくびれができて引き締まってくる**ことでしょう。

股関節が整うと、ズレていた恥骨の位置が前に出ます。

すると、前に傾きがちだった背骨がまっすぐ上に伸びるようになり、つながっている肋骨も持ち上がります。

そして、骨盤と肋骨のあいだに、くびれるスペースが生まれてウエストが細くなるのです。

ウエストのくびれに効果的なストレッチ

⬇お尻たたき（114ページ）、**うつぶせ股関節ほぐし**（118ページ）、**股関節ほぐし上級編**（132ページ）、**ひじまわし**（136ページ）

顔が小さくなる

「小顔になれる方法は？」

と聞かれたら、まず思い浮かぶのが、マッサージでしょう。

あるいは、顔の骨を動かして小さくする、小顔矯正を試したことがあるかたもいるかもしれません。

でも、その効果は長くは続かなかったはず。

なぜなら、**からだの骨格がそのままであれば、一時的に筋肉や顔の骨を動かしても、顔の状態はまた元に戻ってしまう**からです。


人間のからだは、足の裏から始まり、すね、ひざ、もも、股関節、骨盤、背骨、頸椎、そして、顔の骨や頭がい骨と、すべてつながっています。

どこかひとつがズレたりゆがんだりしたら、連携しているすべての骨に影響を及ぼします。

とくに、からだの中心にあり、上半身と下半身をつなぐ要である股関節が正しくないと、いくら顔を矯正しても、元に戻ろうとする力が働き、効果が長続きしないのです。

バランスのとれた小顔の持ち主は、ひとりの例外もなく姿勢がきれいです。股関節が正しい状態にある人は、肩の位置が耳の延長線上にあります。つまり、肩が前に入っておらず、肩甲骨が後ろに引けている状態です。肩甲骨の上部からは、下あごを後ろに引っ張る筋肉がつながっています。じつは、小顔をつくるためにもっとも重要な働きをするのが、下あごなのです。

姿勢が悪い人はうつむきがちです。

頭が前に傾けば傾くほど、下あごも前に落ちます。すると、あごまわりの筋肉が緊張感を失ってたるみ、顔の下半分が横に広がってしまいます。

顔が広がれば、ほっぺたによぶんなお肉がつきますし、あごがたるんで二重あごになるうえ、首のシワの原因にもなってしまいます。

また、頭が前に落ちていると、支えようとして、首の僧帽筋が硬くこわばります。すると、頭と顔に通じる血流とリンパの流れが悪くなり、顔がパンパンにむくんでしまうのです。

ところが、**股関節が整うと、姿勢が正しくなり、肩甲骨がすっと後ろに**引かれます。すると、**首がまっすぐ上に伸び、連動している下あごが後ろに引かれて、顔が引っ張り上げられたように細く整う**のです。

小顔に効果的なストレッチ
➡股関節ほぐし上級編（132ページ）、ひじまわし（136ページ）、首まわし（141ページ）

頭の形がよくなる

また、みなさんは「顔の形は生まれつき」と思っているかもしれません。

顔・頭の形が変わるしくみ

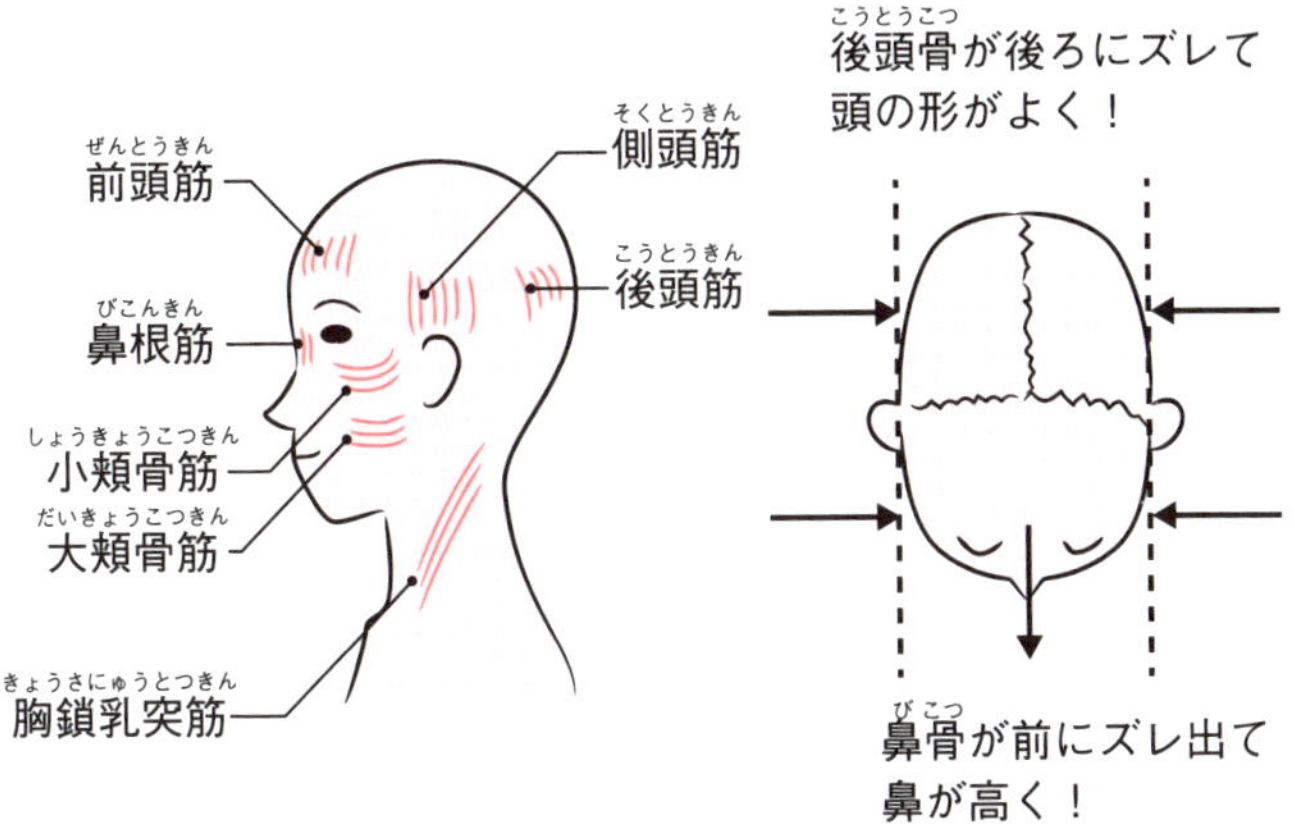

でも、じつは、顔の形は変わるのです。

頭がい骨は28個の骨が縫合されてできており、そのうち、顔の形に関係する骨は14個もあります。

頭がい骨を構成する骨と骨は、ぴったりとくっついているわけではありません。

そのため、**頭がい骨の周辺にある筋肉が、ほんらいの働きをしていれば、頭と顔の形は細長く引き締まったものに**なります。

ところが、姿勢が悪く、首の骨などにゆがみがあると、まっすぐに頭がい骨を維持する筋肉が発達せずに、顔や頭の形が横に広がって崩れてくるのです。

顔の形を整えるのに大きな役割を果たす筋肉に、側頭部にある側頭筋《そくとうきん》と首の前にある胸鎖乳突筋があります。

これらはともに、抗重力筋であり、股関節を正しくすることでしっかりと発達してきます。

まず、側頭筋が働くようになれば、頭がい骨を左右から持ち上げて引き締めてくれるため、顔が細く引き締まります。

そして、顔全体の筋肉が後ろに引っ張られることで、鼻骨《びこつ》が際立ち、鼻が高くなるのです。また、**側頭部がキュッと引き締まると、扁平《へんぺい》だった頭が縦に長くなり、欧米人のような立体的な形に**なるのです。

胸鎖乳突筋が活性化されれば、首が上にすっと伸びるようになり、僧帽筋の負担が軽くなります。そして、血液やリンパの流れが促され、むくみが解消します。

さらに、胸鎖乳突筋が頭と顔をしっかり支えることで、前に落ちてゆるんでいた筋肉がキュッと引き締まるのです。

形のいい後頭部づくりに効果的なストレッチ
➡股関節ほぐし上級編（132ページ）、ひじまわし（136ページ）、首まわし（141ページ）

シワがなくなる

股関節が正しくなり、頭と顔の形が細長く整うと「小顔になる」だけではありません。さらに、いいことが起こります。

顔のたるみが目立たなくなり、くっきりと深く刻まれていた、ほうれい線などのシワがやわらぐのです。

股関節が正しくなると、肩甲骨が下に下がり浮き出て、いわゆる「天使の羽」ができてきます。すると、肩甲骨が下がるのとともに顔が引き下がり、たるみやシワが目立たなくなってくるのです。

顔が上に引っ張り上げられるのですから、筋肉によるナチュラルなフェイスリフトをしているのと同じこと。シワがなくなるのも当然だといえるでしょう。

顔のシワだけではありません。胸鎖乳突筋がしっかりと働くことで、首のシワも解消します。

さらに、顔への**血流やリンパの流れも促されますから、栄養が行き渡って、肌がツヤツヤになり、目の下のクマも薄く**なるでしょう。

シワのばしに効果的なストレッチ
➡股関節ほぐし（109ページ）、ひじまわし（136ページ）、首まわし（141ページ）

色が白くなる

また、股関節が整うと、代謝が促されるため、くすんだ肌色がどんどんあか抜けて、白くなります。

それは、バレリーナを見れば一目瞭然です。

バレリーナは、足先で立ちくるくるまわれるほど体幹のよいからだをしています。

あれだけの動きは、正しくて柔軟な股関節の持ち主でなければできないものです。

わたしは、常々、バレエをしている人は「なぜみんな、あんなに色が白く肌がきれいなのか」不思議に思っていました。

そしてあるとき、バレリーナの女性に「バレエをしている人は、みんな色が白いですね」と、聞いてみたのです。

すると、その女性は、バレエを続けていくうちに、元の肌色がくすんでいる人でも、どんどん色が白くなるというのです。


化粧品は肌の角質部分にしか働きかけません。

でも、**股関節が正しくなると、血液やリンパの流れなど、肌に本当に必要な栄養が内側から届きます**。

そして、からだのなかから輝く素肌を維持することができるのです。

美肌に効果的なストレッチ
⬇股関節ほぐし（109ページ）、ひじまわし（136ページ）、首まわし（141ページ）

腰痛・ひざ痛がよくなる

「腰が痛い」

「ひざが痛い」

と、病院に行っても、「なんでもありませんよ」と帰らされてしまう人が少なくないといいます。

病院では「痛い」と訴えられた場所だけを診察しますから、原因が股関節など、ほかにあったら見逃されてしまうこともあるからです。

腰痛、ひざ痛も、股関節が正しくなると、解消されやすい代表的な症状です。

上半身と下半身のバランスをとり、全身を支える要となるのが股関節。

股関節には、横になっているときや寝ているとき以外は、大きな負担がかかっています。

そのため、股関節がゆがんだり、まわりの筋肉が硬くなったりしてうまく働かなくなると、補おうとする腰やひざに負担がかかり、痛みの原因になります。

また、わたしは、**股関節がズレて、全身の抗重力筋がうまく使えなくなることも、腰痛やひざ痛の大きな原因のひとつ**だと考えています。

なぜなら、抗重力筋が正しく使えていないと、重力の負担がどんどん関節にのしかかるからです。

そして、ゆがんだ骨格をサポートしようとしてつく、こわばった筋肉の重みが、さらに関節に負担をかけてしまうのです。

40代の税理士の女性は、細かい数字を突き合わせる仕事のため、1日12時間以上、パソコンとにらめっこ。

座りっぱなしで股関節は後傾してこわばり、数年前から腰痛、肩こり、頭痛など、からだ中痛くないところがないくらい、ボロボロになっていたのです。

ところが、股関節体操を始めて、少しずつ肩こりがなおり始め、同時に、目の痛みや頭痛が解消。

さらに、半年経つころには、呼吸が深くなってよく眠れるようになり、いつの間にか、あれほど悩んでいた腰痛もすっかり消え失せていたのです。

腰痛・ひざ痛に効果的なストレッチ

⬇股関節ほぐし（109ページ）、お尻たたき（114ページ）、ひざ裏たたき（122ページ）、ひざほぐし&かかとまわし（125ページ）

体調がよくなる

股関節を整えると、いつの間にか消えてしまう症状のひとつに頭痛があります。頭痛には、風邪や二日酔いなどで起こるもの、また、脳の病気が伴うもののほかに、原因が不明なのに繰り返し起こるものがあります。股関節の状態がよくなるとなくなるのは、この「原因がわからない慢性の頭痛」です。わたしは、このような頭痛は、股関節のゆがみが原因となることが非常に多いのではないかと思っています。

頭痛はストレスや無理な姿勢による、筋肉の過度な緊張によって起こるからです。土台となる股関節がズレていると、背骨や首の骨もゆがみがちです。

また、最近では、股関節が正しくないうえに、パソコンやスマートフォンなどの長時間の使用で、首が前に傾き背中が丸まった姿勢が「あたりまえ」になっている人が大勢います。

ちなみに、1章で少しふれましたが、背骨は各臓器に対応しています。**背骨上部の「頸椎」は目、鼻、頭、肩に、首から腰にかけての「胸椎」は、胃、肝臓、腎臓に、そして腰からお尻にかけての「腰椎」は、腸や子宮に関連**しています。

背骨と内臓の対応図

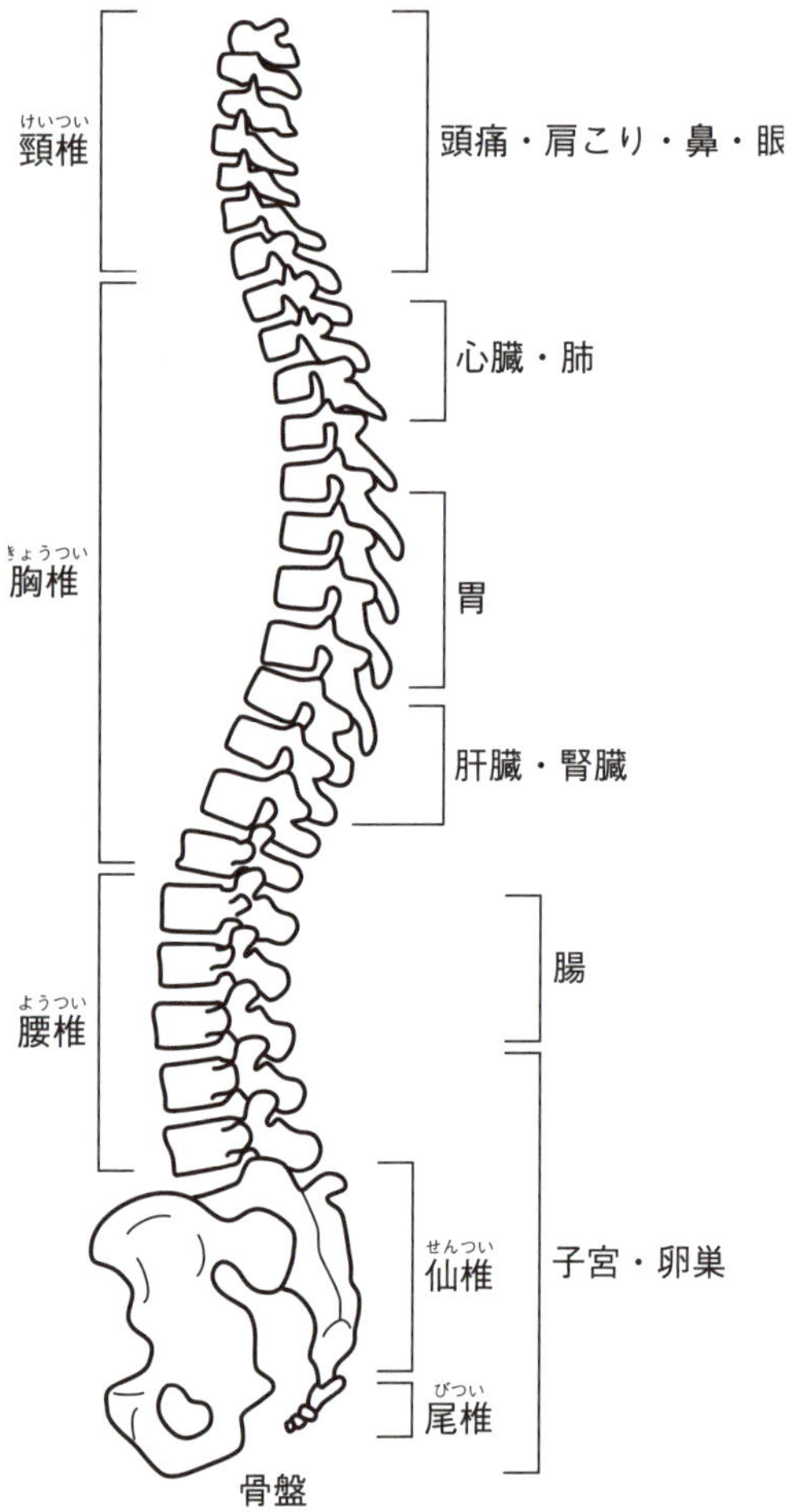

たとえば、頸椎のどこかにゆがみがあると、頭痛、肩こり、鼻炎などの原因に、胸椎のどこかにゆがみがあれば、胃もたれなど胃や肝臓の不調の原因に、腰椎のどこかがゆがんでいれば、便秘など腸や子宮の不調の原因となるのです。

頭痛持ちのかたは、背骨上部の頸椎がズレていることが多いものです。

そのほか試しに、自分の背骨をさわってみてください。**ほかの骨よりちょっと出ていて硬い、と感じる部分はありませんか? その椎骨に関連する内臓が弱っている可能性があります**。

また、姿勢が悪い状態が続くと、耳の奥にある、からだのバランスを維持するために必要な「耳石《じせき》」という部分に問題が起こることがあります。

耳石が動いたりズレたりすると、めまいが起こりやすくなります。

めまいがひどくなり、頭痛を感じることもあるようです。

股関節を整えて姿勢を正しくすれば、こうした「原因が不明でどうしていいかわからない」症状も、改善することがあるのです。

頭痛に効果的なストレッチ
➡股関節ほぐし（109ページ）、ひじまわし（136ページ）、首まわし（141ページ）

頻尿・尿もれがなくなる

「くしゃみをしたときや、おなかを抱えて笑ったときなど、ふとした瞬間に出てしまった」「トイレに行くまで耐えられずに、尿がもれてしまった」、こんなことがあると、ショックを受ける人が少なくありません。

また、「夜中に何度もトイレで目が覚める」ことで、よく眠れなくなり、日常生活に支障をきたす人もいます。

でもじつは、こうした**泌尿器系のトラブルも、股関節が正しくなると、改善されることがとても多い**のです。

尿もれや頻尿の原因は、男性の場合、まず「前立腺肥大《ぜんりつせんひだい》」を疑わなければなりません。でも、その可能性がない場合、男性も女性も、骨盤の一番下にあり内臓を支えている筋肉である、骨盤底筋《こつばんていきん》の衰えが関係していることが多いのです。

骨盤底筋とは、その名前の通り、骨盤の底にある筋肉群の総称です。そして、尿もれなどに関する尿道括約筋《にょうどうかつやくきん》もそのひとつなのです。

女性は、出産や閉経をきっかけに、骨盤底筋がゆるむことが多く、男性の場合は、年齢とともに柔軟性が失われ、動きが悪くなることで尿もれになります。

股関節がゆがむと、抗重力筋であり、股関節と骨盤を正しい位置に維持する腸腰筋が衰えます。

すると、骨盤全体もズレてしまい、**骨盤の底にある骨盤底筋が正しく働けなくなってしまう**のです。

また、股関節が正しくないと、骨盤からつながる背骨にゆがみを生じます。背骨のまわりには、脳からつながる神経が通り、内臓の働きをコントロールしています。そのため、泌尿器に関わる部位に背骨のゆがみがあると、神経の伝達が滞って「トイレに行きなさい」という信号が狂い、頻尿になる可能性があります。

でも、股関節を整えると、「そういえば、くしゃみをしてもおしっこがもれなくなった」「最近、トイレに起きずによく眠れるようになった」という声を多く聞きますので、「もう、そんな年だから」とあきらめずにいてほしいのです。

尿もれ・頻尿に効果的なエクササイズ

↓ひざ裏たたき（122ページ）、**ひざほぐし&かかとまわし**（125ページ）、**股関節まわし**（130ページ）

ホルモンが整う

「ホルモン」は、からだのさまざまな働きを調節する化学物質です。

１００種類以上が確認されており、からだの各器官でさまざまなホルモンがつくられています。

なかでも、**股関節の状態に大きく関わるホルモンが、女性ホルモン**です。

女性ホルモンには、エストロゲンとプロゲステロンの２種類がありますが、いずれも、卵巣でつくられています。

女性の子宮と卵巣は、骨盤にすっぽり囲まれるようにして守られています。

そのため、股関節がズレて骨盤がゆがむと、骨盤のなかで靭帯などに支えられている子宮と卵巣を圧迫したり、ズレて定位置から動いたりしてしまいます。

すると、正しく機能しづらくなり、ホルモンの分泌にも影響を及ぼすのです。

プロゲステロンは、そのほかのさまざまなホルモンの元となる物質でもあります。

そのため、プロゲステロンが不足すると、生理が不規則になるだけでなく、疲れやすい、のぼせる、睡眠障害、気分のムラなどの症状が表れます。

また、エストロゲンが不足すると、月経周期の乱れ、手足の冷え、めまい、寝汗をかく、集中力が低下するなどの症状が表れます。

股関節が整って、女性ホルモンのバランスが整えば、こうした女性に「ありがち」だと考えられる症状だけでなく、くすみやニキビなどの肌トラブルも改善します。

また、股関節が整うと男性のホルモン分泌にもよい影響を与えます。

なぜなら股関節がズレると、骨盤底筋がこわばり、生殖器を圧迫して機能が衰える可能性があるからです。

女性も男性も、股関節が正しい人は、年齢に関係なく、「男性らしさ」「女性らしさ」を楽しみながら、イキイキと過ごしている人が多いと感じています。

実際、股関節を正しくすると、男女ともにアンチエイジング効果があるのです。

女性ホルモンは一生でわずかスプーン1杯分しか分泌されないといわれています。また、そのほかのホルモンも、ほんの少しの量でさまざまな働きをしています。そのため、股関節のゆがみなど、少しでもホルモンの分泌によくないと考えられる要素は、とり除くに越したことはないのです。

ホルモンの分泌に効果的なエクササイズ

➡股関節ほぐし（109ページ）、うつぶせ股関節ほぐし（118ページ）、股関節まわし（130ページ）

外反母趾・巻き爪が改善する

わたしたちが毎日履く、靴について面白い話があります。

じつは、有名海外ブランドの靴が、近年では、中心線を以前より足の内側に寄せてきているのです。

昔はどのブランドも靴の中心を足幅の中心にしていました。靴のつま先の一番とがった部分を、親指と小指のちょうど真ん中につくっていたのです。

つまり、靴の形は、上から見ると、どちらかというと細長い三角形だったのです。

わたしは、これが外反母趾《がいはんぼし》の大きな原因のひとつだったと思っています。

ところが、近年、研究が進んだのでしょう、靴の中心を親指寄りにしてつくる靴が増えてきたのです。

わたしは、これはとてもいいことだと思っています。

細長い三角形の靴は、見た目は美しいかもしれませんが、そこに無理やり足を押し込めると、外反母趾ばかりでなく、マメやタコ、そして巻き爪の原因にもなるからです。

ただ、いくら靴が改善されても、股関節がゆがんでいると足先のトラブルを引き起こしやすくなります。

なぜなら、**股関節がズレていると、足の裏からつながるももの裏の抗重力筋が働かず、からだの重みが足にのしかかる**からです。すると、必要以上の力が加わるため、マメやタコになりやすくなります。

また、からだの裏側の筋肉が使えていないということは、前かがみになり、足先に体重が偏っているということです。

そのため、指先ばかりに力が入り、靴に圧迫されて、外反母趾、巻き爪、ハンマートゥなどの原因になります。


靴が進化すれば、足先のトラブルは減るかもしれません。

でも、いくらよい靴を履いていても、足先に負荷をかけ続ける股関節のままだと、いつまでもマメやタコ、巻き爪などに悩まされてしまうのです。

足のトラブルに効果的なストレッチ
➡グー・チョキ・パー（89ページ）、ひざほぐし&かかとまわし（125ページ）、脚の縮み伸ばしストレッチ（148ページ）

魅力的な笑顔になる

わたしは初対面の人でも、顔を見るだけでその人の股関節がどんな状態にあるか、おおよそ見当をつけることができます。

なぜなら、**股関節が正しい人は、顔がシンメトリーで整っている**からです。

右の股関節が上がっている人は、一般的に右の口角が持ち上がります。また反対に、左の股関節が上がっていれば、左の口角が右に比べて上に位置するのです（ただし股関節が前後にズレ、背骨にねじれがある人は、逆になります）。

つまり、**股関節がきちんと整うと、左右のバランスのとれた、美しい笑顔をつくることができる**のです。

わたしはよく、オリンピックやスポーツの試合を見ながら、からだのしくみや使い方についていろいろ考えます。

たとえば、プロ野球のピッチャーは、いつも同じ動作を繰り返すためからだがゆがみやすいのですが、実力がある選手ほど股関節やからだが偏っておらず、質のいい筋肉がついています。

代表的なのが、北海道日本ハムファイターズの大谷翔平選手です。

わたしはいつも、最近の大谷選手のアップの映像を見ながら、「顔立ちがシンメトリーで美しいから、さぞかし股関節も整っているんだろうな」と、思っています。

また、大谷選手の笑顔は、口角がバランスよく上がっていて、とても素敵ですよね。

大リーガーでは、ダルビッシュ有選手もシンメトリーでバランスのいい選手です。

さらに、こうしたからだのしくみ以外にも、わたしは「股関節と笑顔」は密接な関係があると考えています。

股関節がズレると、姿勢が悪く、うつむきがちになります。

すると、気持ちが落ち込むうえに、視野が狭くなり、うれしいこと、楽しいことを見つけにくくなってしまうのです。

反対に、股関節が整うと、さまざまな可能性に目が届きますから、自分の未来もポジティブに考えられるようになります。

アナウンサーや芸能人は、鏡の前で、笑顔の練習をするといわれています。
でも、股関節を整えれば、練習するだけでは得られない、こころからあふれる、魅力的な笑顔を手に入れることができるのです。

笑顔に効果的なストレッチ

⬇お尻たたき（114ページ）、首まわし（141ページ）、手のひら返し（144ページ）、ひじまわし簡易版（146ページ）

5章

人生がどう変わるのか？

――奇跡を体験したみなさんのストーリー

体重が6キロ減って、ウエストが10センチ細くなっただけじゃない、肌の色が不思議と白くなった！

Ａさんは、身長が１７０センチある素敵な女性です。

でも、ご本人は、背が高いことをとても気にして、いつも「少しでも小さく見えるように」前かがみになっていました。

そして、ちょっとでも太ると「大きい」と思われそうで、体重の管理にも気を使っていたそうです。

ところが、仕事のストレスが重なり、ついつい食べすぎてしまうように。

「どうにかしなければ」と思っていたときに、書店でわたしの著書を目にし、「かんたんそうだから、これだったらできるかも」と考えてサロンに来られたのです。

Ａさんは、ご自分でも自覚されていたように、ねこ背で首が前に突き出ていました。

また、パソコンの画面を見つめながら長時間働いているため、股関節がゆがんで骨盤が極端に前傾していました。

そのため、下半身のむくみがひどく、姿勢の悪さからおなかがポッコリ出ていたのです。さらに、全身の血行が悪くなっており、肌色はくすみ、目の下にはくっきりとクマができていました。

そこで、まずは、股関節をほぐして整える「ひざ裏たたき」と「ひざほぐし&かかとまわし」から初めてもらったところ、2ヵ月で体重が6キロ減り、ウエストも10センチ細くなったのです。

さらに、肌のくすみが消え、肌色は2トーンほどアップして色白に。クマもなくなり、「肌がきれいね」とほめられるようになりました。

また、仕事がどんなに忙しくても、不思議と食欲が落ち着き、食べすぎることもなくなったそうです。

忙しい毎日を送るAさんは「これだけすぐに効果が出なければ、挫折していたかもしれません」と話してくれました。

60代とは思えないプロポーションを身につけたら、30歳年下の彼にプロポーズされた！

Bさんが、最初にサロンに来たのは、60歳のとき。

年齢よりはお若い印象でしたが、たしかに、股関節がズレて姿勢が前かがみになっていたため、バストやヒップが下がり、全体的に疲れた印象がありました。

また、いろいろ話をしていくうちに、Bさんは「エラが張っているのが気になるから、いつも髪の毛で隠している」とも教えてくれました。

もともと、学校の先生をしていたBさんは真面目で努力家です。

そのため、「お尻たたき」と「ひざ裏たたき」「股関節まわし」のストレッチを教えると、しっかり毎日、実践してくれたのです。

3ヵ月でみるみるBさんは変わりました。

背筋がすっと伸びて、下がりぎみだったバストは丸く盛り上がり、ブラジャーが必要ないほどになりました。また、ウエストは58センチになったうえに、ヒップアップしたため、からだにぴったりとした7号のニットのワンピースを堂々と着こなせるようになったのです。

気にしていたエラも、いつの間にか細く締まり、家族が「いったい、なにをしたの？」と驚くほどの変化を遂げたのです。

そんなBさんにうれしい変化が起こりました。

じつはだんなさんと離婚していたBさんには、30歳年下のイギリス人のボーイフレンドがいたのですが、来店当初は年齢と体型の崩れから、別れを覚悟する様子でした。彼の友だちにも紹介されないことを、年だからとあきらめていたのです。

ところが、ボディが整ってスタイルがよくなったら、彼から会社の同僚との交流会や旅行に誘われ、パートナーとして紹介されるようになったのです。

そしてある日、Bさんはこの男性から「結婚してほしい」とプロポーズされたのです。

肩こりがなくなりゴルフのスコアがアップ。気づいたら、身長が3・2センチ伸びていた！

肩こりがひどく、腕が後ろにまわらなかったCさんは、まだ30代の男性です。

それでも、「肩こりぐらい、誰でもあるし」と、そのままにしていたといいます。

ところがある日、会社でプレゼンをするときに、ボードに映ったグラフを示そうとしたところ、腕が上がらず冷や汗をかいてしまいます。

「これってもしかして40肩!?」

と、あわてて対策を調べ始めました。

すると、Cさんが悩んでいる様子を見た同僚の女性が、わたしの著書を貸してくれたのだそうです。

さっそく、帰りの電車のなかで読むと、ストレッチはどれもかんたんなものばかり。

そこで、その日に家に帰ってから、すぐにいくつかを試してみました。

すぐに、こわばっていた肩がほぐれ、腕が上がるようになったCさん。

肩こりが改善されると同時に、夜ぐっすり眠れるようになり、毎朝、目覚ましなしですっきりと起きられるようになりました。

また、これまでは、疲れがたまって週末のうち1日は必ず夕方まで寝ていたのに、寝だめしなくても元気に活動できるように。

さらに、腕がスムーズに動くようになったため、趣味のゴルフのスコアもぐんとよくなり、休日を楽しめるようになったといいます。

1ヵ月ほど経ち、会社の健康診断を受けたところ、予想もしていなかったことがひとつ起こりました。

なんと、30代を過ぎているのに、身長が3・2センチも伸びていたというのです。

家事と仕事の両立に疲れ果て、離婚の危機から一転。家庭円満な毎日を送れるようになった！

30歳になったばかりのDさん。

結婚して5年。仕事が忙しく、帰宅が夜8時を過ぎることも珍しくありません。だんなさんも、週に数日は帰宅が深夜になるほど多忙なため、家事はすべてDさんが担当。週末も、たまった洗濯や掃除などで休むヒマもありません。

そのうち、だんだんと朝起きるのがつらくなり、疲れが抜けなくなってきました。また、以前から姿勢が悪いのを気にしていたのですが、疲れると背中がさらに丸くなり、ひざや腰が痛くなるようになってしまったのです。

からだはつらいけど休めない。だんなさんにちゃんとご飯もつくってあげられない。悩んだDさんは、「いっそのこと、離婚したほうがラクかも」とまで思いつめたのです。

そんなある日、コンビニでふと手にとった雑誌で、わたしのサロンを知り「少しでもからだがラクになるかもしれない」と訪ねてきました。

Dさんの場合、股関節のゆがみがひどく、それにつられてからだ中の骨格がズレて、まわりの筋肉がガチガチにこわばっていました。

さらに、O脚が重度なのも気になりました。そこで、まずはひざ裏を伸ばし、股関節のゆがみを整える体操から始めてもらったのです。

すると3ヵ月後、ひどかった脚のゆがみがとれ、両脚がまっすぐに伸びるようになったばかりでなく、太ももは5センチ、ウエストは7センチ減って、すっきりとしたスタイルに変わりました。

さらに、だるくてしかたなかった毎日がウソのように、毎朝、決まった時間に目覚ましもかけずに起きられるようになったのです。

また、「早く家に帰って、おいしいご飯をつくろう」と思うようになり、これまでよりも素早く仕事を終わらせることができるようになりました。「だんなさんに申し訳ない」という気持ちもなくなり、仕事も家庭も、両方楽しめるようになったのです。

奥さまはアトピー性皮膚炎が改善、ご主人は白髪が少なくなった！

Eさんの悩みは、昔からお尻が横に広がっていて、太ももがとても太いこと。おなかが出ているわけではないし、太りすぎのわけでもない。

それなのに、お尻が大きく太ももが太いため、パンツやジーンズを選ぶとき、ウエストに合わせるとお尻が入らない、お尻に合わせるとウエストがブカブカと、体型に合うものが見つからなかったのです。

テレビや雑誌で「骨盤のゆがみ」が特集されるたびに、自分もそうなのではないかと必ず見ていたそうです。「ゆがみを解消する」体操も、いくつか試してみたのですが、どれも効果があるような気がしない……。

そんなときに、雑誌で特集されていた「ひざ裏たたき」を試してみたら、その場で脚が軽くなり、太ももが見た目にも細くなった。

そこで、「これなら！」と思い、サロンに来られたのです。

Eさんは、股関節のねじれが強かったため、とくに下半身の流れが滞っていました。そのため、股関節と脚を正しい位置にクセづけすると同時に、上半身からも整えるようなストレッチを指導しました。

始めてから1ヵ月ほどで「先生、パンツがゆるくなりました」と、報告してくれたEさん。

効果が出るとやる気になりますから、しっかりストレッチを続けていくと、そのうち、あることに気づいたのです。

じつはEさんは、20年以上、アトピー性皮膚炎に悩まされていました。

でも、「体質だからしかたない」と、一生つき合うことを覚悟していたそうです。

それなのに、気づいたら、寝ているあいだに肌をかきむしることがなくなり、どんどんよくなってきていたそうです。

Eさんに表れた効果に驚いただんなさんもストレッチを始めたら、なんと、こめかみのあたりにびっしりあった白髪が、半分くらいに減ったと教えてくれました。

生理痛、顎関節症、ヘルペス、胃痛……からだ中の不調がなくなり、人生絶好調になった！

高校生のころから生理痛がひどくなり、授業中に痛みで気を失ったこともあるというFさん。会社勤めをするようになっても、痛みは変わらず、生理中は鎮痛剤がないと出社できないほどだったといいます。

さらにFさんは、ものを食べるときに口を大きく開けると、あごが痛み、病院で「顎関節症」と診断されます。

また、仕事が忙しくて疲れがたまると、胃が痛くなったり、口のまわりに水泡ができる口唇ヘルペスになったりと、からだ中に不調を抱えていました。

そんな状態のとき、仕事が繁忙期になったFさん。

帰りは毎晩終電近く。家に着いてから夕食を食べていたら、あっという間に5キロも太ってしまったのです。

そこであわてて、以前、「股関節を整えて7キロやせた！」という特集がとても気になっていた雑誌を見なおし、わたしのサロンに来院されました。

Fさんは、股関節のズレが、全身の骨格に影響を及ぼしていました。

上半身は、骨盤が著しく後傾し、背中が丸まり、首が前に突き出ている。

そして下半身は、ひざが内側に入っているのに、足は外側に体重がかかり、靴底の外側ばかりすり減っている。

まるで全身にコルセットを着けているかのように、筋肉がコチコチにこり固まっていたのです。

Fさんは、まずは、股関節をゆるめることからスタート。

そして、仕事が忙しいので、会社のトイレでもできる「股関節まわし」などのストレッチを、こまめにやってもらいました。

3ヵ月くらい、体重に変化はありませんでした。

でも、少しずつ、体調がよくなってきたことにFさんは気づいたのです。

まず、うっかり鎮痛剤を飲み忘れるほど、生理痛が軽くなりました。

そして、これまでは、頻繁に起こっていた胃の痛みやヘルペスが、起こらなくなってきたのです。

いつの間にか、「あごの痛みもなくなっているな」と思い始めたころには、体重がガクンと減りだしました。そして、そこから3ヵ月ですっかり元の体重に戻ったのです。

また、たんにやせただけではありません。

ひさしぶりに会った親戚の女性には「整形であご、削った？」と聞かれるし、学生時代の友人からは「お尻がクイッと上がった」「後ろ姿が変わった」「脚がまっすぐになってきれいになった」など、照れるぐらい、いろいろなことをいわれるようになったというのです。

あとがき

この本を手にとっていただきありがとうございます。

美容家として45年以上、施術を通してたくさんの人と関わらせていただきました。

じつは美容の世界に足を踏み入れたのは、美容師としてでした。

20代は、美容師としてのやりがいに燃え、休日も返上して講習会に通いつめました。

「もっときれいになりたい」とのニーズに応えようと研究をし始めたのが30代。

そして、目のまわりのシワやボディラインのくずれなど、40歳が近づくにつれ自分自身とお客さまの悩みが重なり、美容について真剣に考えるようになりました。

その20年間で、髪や肌について学び、ヘアメイクから足のペディキュア、着付け、エステティックまで、美容のことならなんでもできるようになりました。白髪やくせ毛直し、育毛やヘアーエステなど、あきらめていたことも変わるということを実感し、感動することもたびたびありました。

しかしたくさんの人の悩みを聞くにつれ、もっと違った観点から、もっと深く基本から「からだを変えたい」という思いが強まっていったのです。

そこで、骨、筋肉、血液、リンパ、神経、ホルモンについて知るために、カイロプラクティックやオステオパシーなどを学ぶことにしました。そして、エステに整体やカイロプラクティックをとり入れた「整体エステ」を立ち上げることになったのです。

それから約25年間、すてきなお客さまやスタッフに恵まれ、おかげさまで美しく健康なボディづくりに専念することができました。

施術だけではリバウンドしてしまうため、ボディラインをキープできるようなストレッチやエクササイズの考案にも力を入れました。そのストレッチ法を本でご紹介できるようになったのは、わたしにとってはまさかのできごとでした。

最近では、人間の寿命も長くなり、わたしがボディづくりにとり組みはじめたころとは違い、50代でも若々しいかたが増えてきました。ところが、体調やボディラインの悩みを抱えているかたも多く、あまりにも差があるように思います。

そしてその違いは、方法を知っているかどうかだと思わずにはいられません。

これまで多くのお客さまと関わり、どんなかたでも何歳からでもボディは変わるということを実感しています。

ぜひ多くのかたに、若く、美しく、健康なボディづくりにチャレンジしていただきたい。本書がそのお役に立てば、これ以上のよろこびはありません。

最後に、今回この本をまとめるにあたり体験談をご提供くださったお客さまに感謝するとともに、ご協力いただいた出版関係のみなさまに心より御礼申し上げます。

ガイア　南　雅子

[著者紹介]
南 雅子（みなみ まさこ）

整体エステ「ガイア」主宰。エステティシャンとして活躍後、「美しい髪と肌はからだの健康あってこそつくられ、美容と健康はイコールの関係」と一念発起し、カイロプラクティック・整体師の資格を取得。現在、オリジナルに開発した「姿勢矯正」や「ストレッチ」など健康で機能的なからだづくりのための施術・指導を行っている。12万人以上を変えた実績と3カ月で完璧にからだを仕上げるプログラムは各業界からつねに高い評価を得ている。整体エステ協会を設立し、エクササイズスクールを開講。プロ育成なども手掛ける。著書に『股関節1分ダイエット』『小顔のしくみ』『背が高くなる椎関節ストレッチ』（青春出版社）など多数。

すべては股関節から変わる
1日1分 運命を変える奇跡の整体

2017年8月9日　初版第1刷発行
2017年8月18日　初版第2刷発行

著　者	南 雅子
発行者	小川 淳
発行所	SBクリエイティブ株式会社 〒106-0032　東京都港区六本木2-4-5 電話　03-5549-1201（営業部）
装幀・本文デザイン	ISSHIKI
イラスト	ひらのんさ
編集協力	塩尻朋子
校　正	豊福実和子
印刷・製本	株式会社シナノパブリッシングプレス

ISBN978-4-7973-9077-3